健やかレシピ80

五季の薬膳テーブル

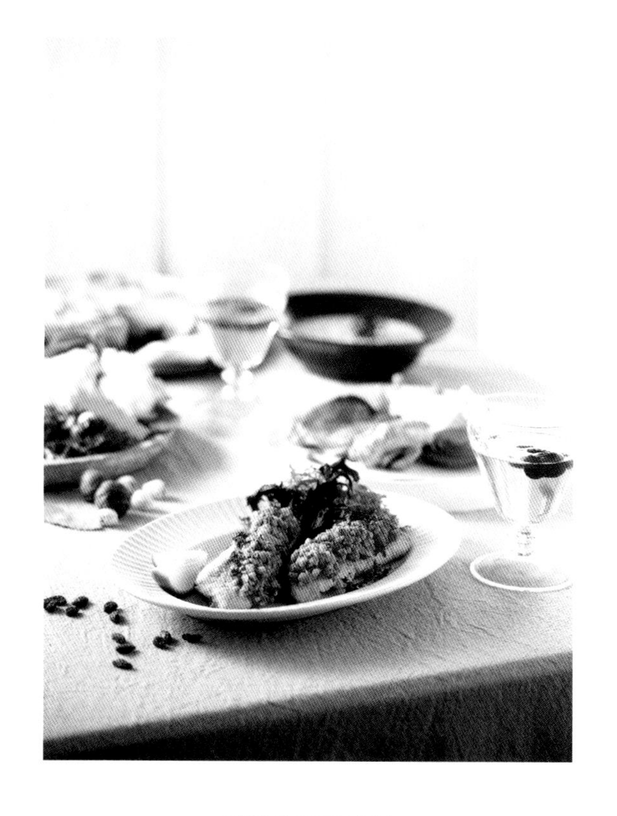

国際食養薬膳師
高津もろみ

いつもの料理に薬膳を

汗ばむ陽気の日も
冷え込み厳しい日も
気分上々の日も
哀しみ憂える日も
肌がカサつく日も
湿気を帯びる日も
食の営みは続く——

からだの声をよく聴いたら
いつもの美味しい料理に
薬膳の知恵をのせて

いざ食卓へ

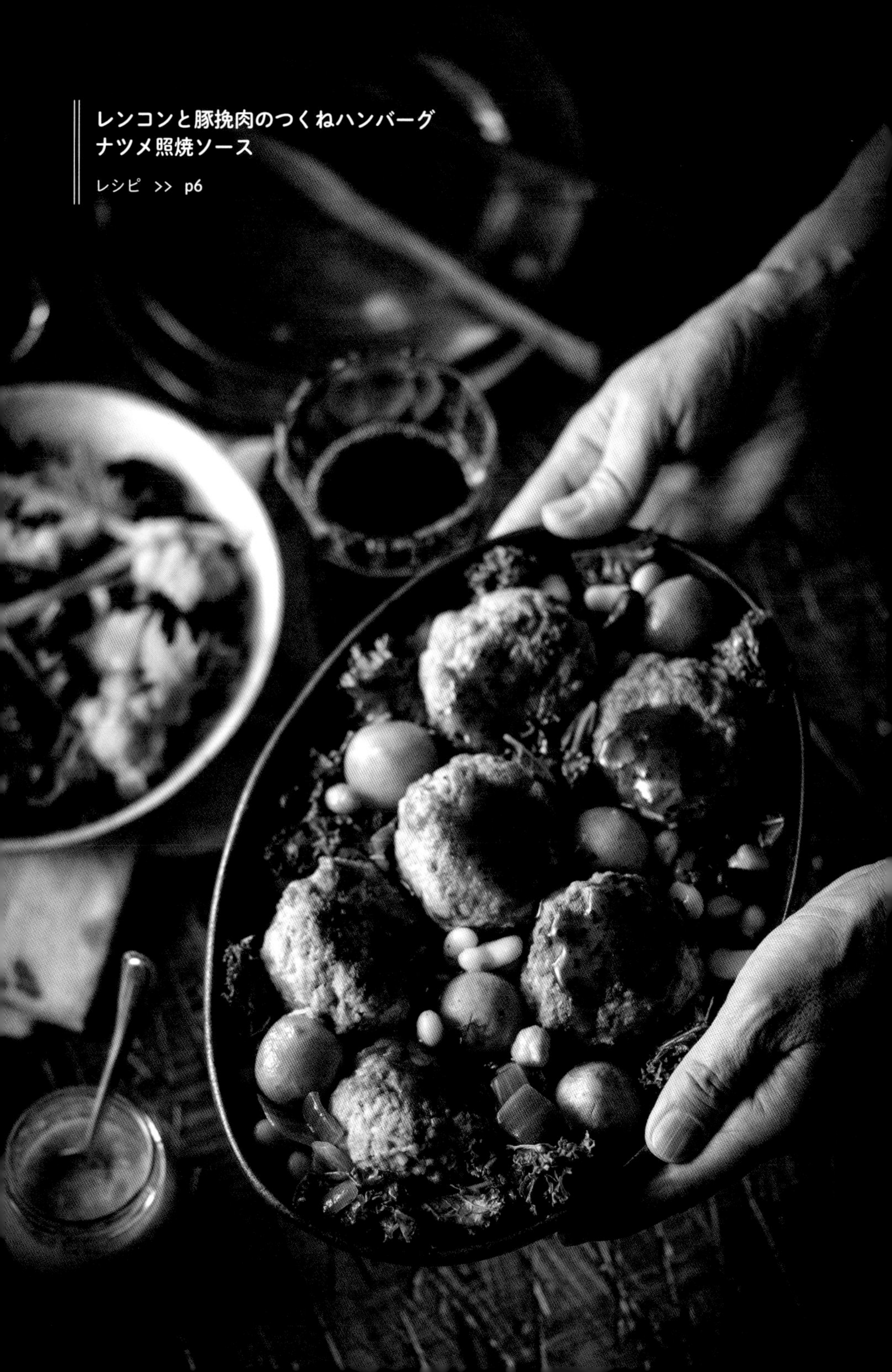

レンコンと豚挽肉のつくねハンバーグ
ナツメ照焼ソース

レシピ >> p6

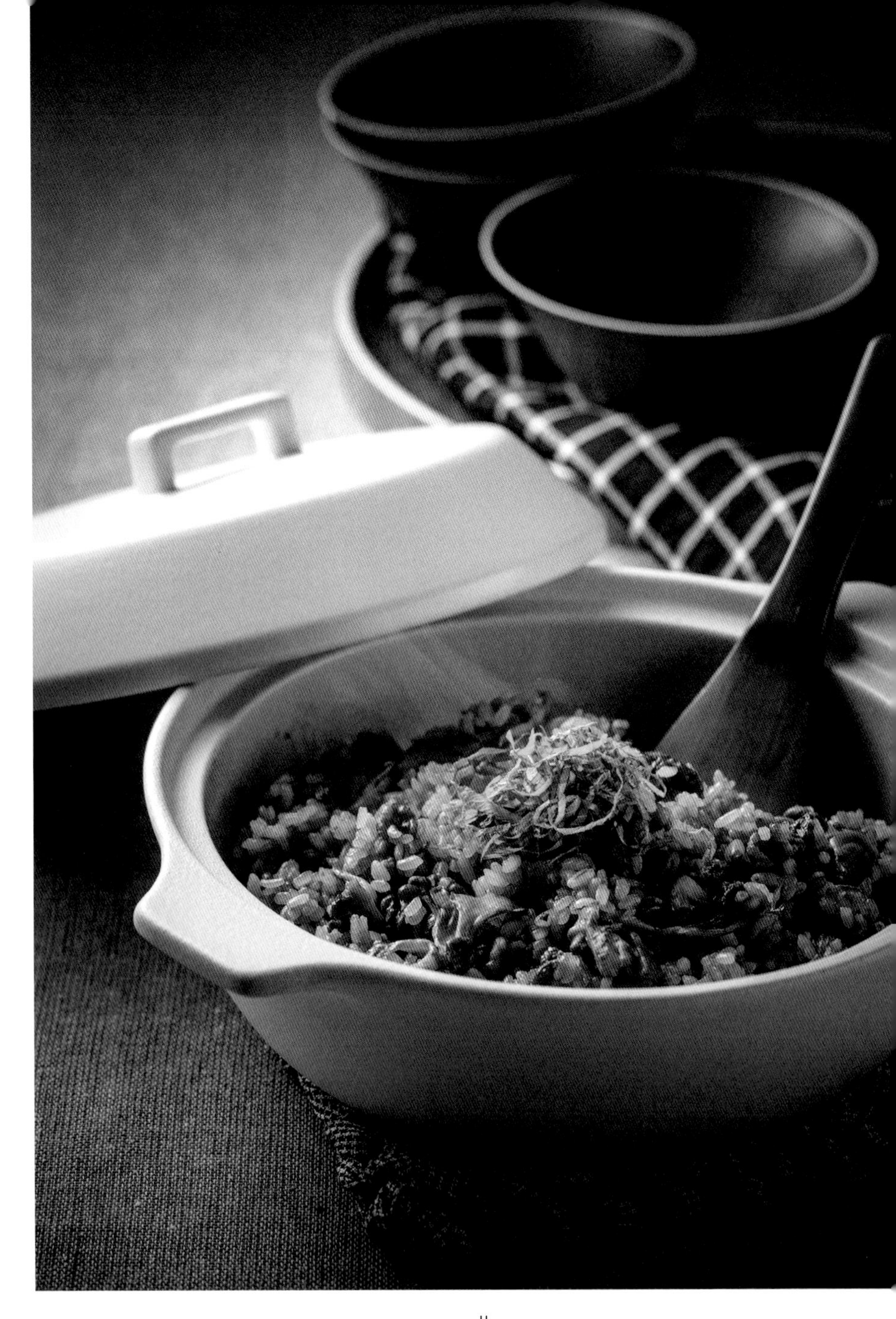

種実たっぷり炊き込みご飯

レシピ >> p7

陳皮（ちんぴ）と大根菜のふりかけ

レシピ >> p7

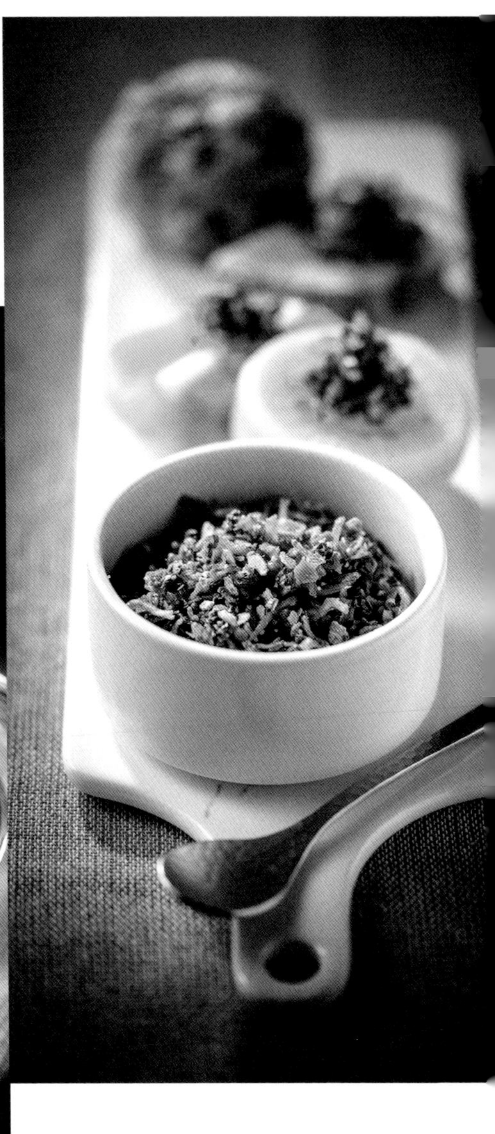

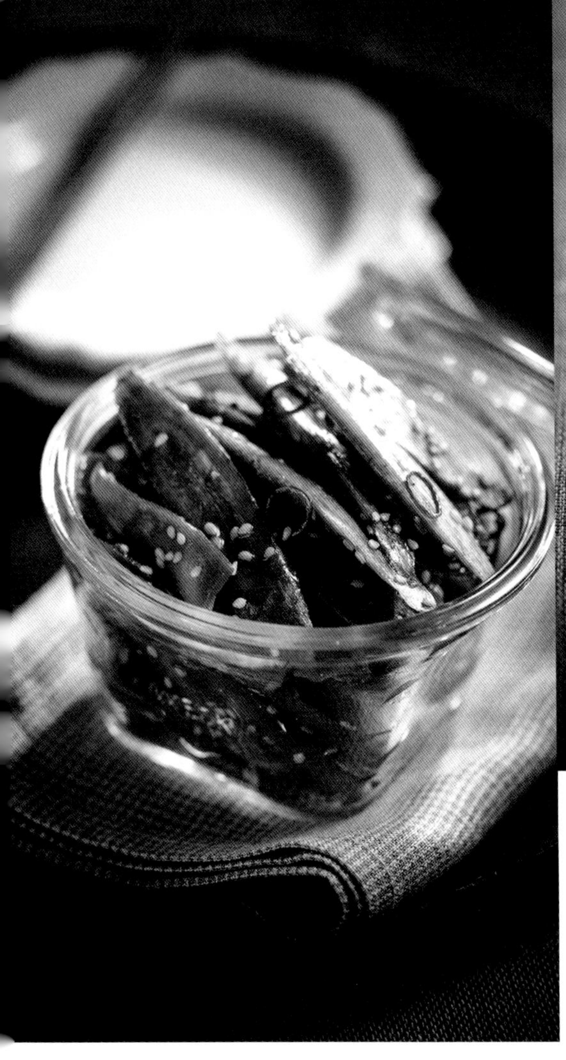

杜仲茶（とちゅうちゃ）できんぴらごぼう

レシピ >> p7

p3

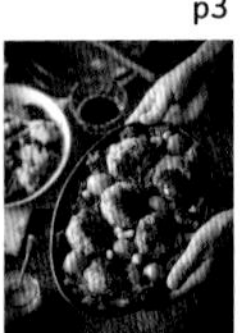

身体に潤いを与えながら、消化促進を図る

レンコンと豚挽肉のつくねハンバーグ ナツメ照焼ソース

材料（4人分）

〈ハンバーグ〉

Ⓐ
- 豚挽肉…350g
- レンコン…170g　すりおろす
- 卵…1個
- 本葛粉…大さじ1
- ナツメグ…少々
- 天日塩…小さじ1/2
- 胡椒…少々

赤ワイン…大さじ1

米油…適宜

〈ナツメ照焼ソース〉

Ⓑ　乾燥紅ナツメ…30g（12粒程度）400mℓの水に浸す

Ⓒ
- 醤油…大さじ3
- 本みりん…大さじ2
- 純米酒…大さじ2
- 本葛粉…大さじ1

作り方

① 〈ナツメ照焼ソース〉
Ⓑを鍋に入れて火にかけ、沸騰したら中弱火にし、1/3量程度に煮詰める（1時間程度）。紅ナツメは、種を除いて実と煮汁をフードプロセッサーにかける。小鍋に移し、Ⓒと合わせてひと煮立ちさせる。

② 〈ハンバーグ〉
ボウルにⒶを入れ、粘りが出るまでよく混ぜ合わせ、4等分に分けて中の空気を抜きながら形を整える。温めたフライパンに米油を引き、中に火が通るまでしっかり焼く。途中で赤ワインを加える。

③ ❷に❶のソースをかける。

《薬膳ポイント》

◎潤いの食材、レンコン・豚肉・葛粉を用いて乾燥対策ハンバーグに。
◎紅ナツメで消化を促す。
◎ハンバーグは氣を補ってくれる料理だが、脂質が多いので、付け合わせには抗酸化作用の高い野菜や、胃腸を調える豆類を添える。

アレンジ

身体が冷え気味で氣不足の人は、豚挽肉を鶏挽肉に替えて作る。のぼせ体質の人は、大根おろしをたっぷり添えて。

《薬膳ポイント》

◎補腎効果のあるごぼうに杜仲茶を加えて相乗効果。

アレンジ

のぼせ体質の人は、鷹の爪は除き、杜仲茶を柿の葉茶に替えて。むくみ体質の方は、杜仲茶をはと麦茶に替えて。

p5

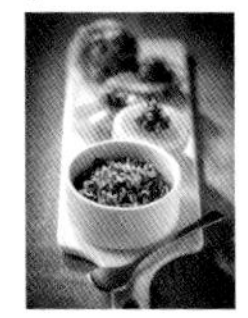

氣血の巡りアップ

陳皮と大根菜のふりかけ

材料（作りやすい分量）

Ⓐ［大根菜…大根1本分をみじん切り
　 胡麻油…大さじ1.5

Ⓑ［ちりめんじゃこ…20g
　 醤油…大さじ2
　 てんさい糖…大さじ1

赤梅酢…小さじ1
陳皮（粗粉末）…大さじ1

作り方

① フライパンにⒶを入れてから中火にかけ、しんなりとするまで炒める。
② ❶にⒷを加えて手早く炒めたら、赤梅酢を入れ全体に馴染（なじ）ませる。
③ 仕上げに陳皮を加え、混ぜ合わせる。

《薬膳ポイント》

◎陳皮が爽やかに香る大根菜ふりかけ。
◎赤梅酢は自然の「酸化防止剤」。

アレンジ

アミエビも加えれば氣の巡りがパワーアップ。てんさい糖を紅ナツメに替えれば、血の巡りがパワーアップ。

冷え改善、巡りを高める

種実たっぷり炊き込みご飯

p4

材料（4人分）

米…2合
もち麦…大さじ2 よく洗う
クルミ…40g 粗く刻む
クコの実…10g
松の実…10g
舞茸…1/3パック 一口大に割く
昆布…5cm角1枚
　　切り込みを入れる

Ⓐ［醤油…大さじ1
　 本みりん…大さじ1
　 純米酒…大さじ1
　 天日塩…小さじ1/2

作り方

① 炊飯釜に米ともち麦を合わせて水（360㎖）に30分浸す。
② ❶にⒶを加え、上部にクルミ、クコの実、松の実、舞茸、昆布を乗せて炊く。

《薬膳ポイント》

◎美肌作りに役立つ腸活ご飯。

アレンジ

のぼせ体質の人は、もち麦を大麦に、クルミをアーモンドに、舞茸をシメジに替えて。

腎にはたらく常備菜

杜仲茶できんぴらごぼう

p5

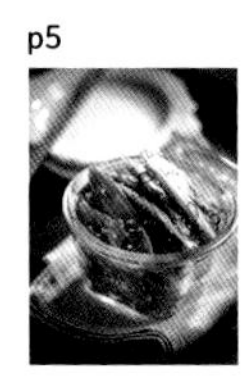

材料（4人分）

Ⓐ［ごぼう…250g　千切り
　 人参…100g　千切り

Ⓑ［杜仲茶・煮出したもの…100㎖
　 醤油…大さじ2
　 純米酒…大さじ2
　 本みりん…大さじ1
　 鷹の爪…1本

胡麻油…大さじ1強
煎り胡麻（白）…大さじ1

作り方

① フライパンに胡麻油を引きⒶを入れて炒め、しんなりとしてきたらⒷを加え、ふたをして5分ほど煮る。
② ふたを外し、水分がほぼなくなるまで炒め、仕上げに煎り胡麻を加えて混ぜ合わせる。

はじめに

狭小な台所でした。

すり鉢の規則正しい目立てに、黒胡麻が摺(す)り込まれていく音が静かに響きます。またある時は竹の鋲(びょう)を打った木製のおろし器で、皮ごと大根をすりおろす、シャリシャリと瑞々しい音が聞こえます。

母は、昔ながらの調理道具を大切にしていました。片手ではとても持ち上げられない南部鉄のお釜で、決まって昆布入りの黒豆を煮ます。1600℃の高温で焼成された備前焼の土鍋では、一寸厚さの木曽檜製の蓋(ふた)を添えて、生まれ故郷・佐渡の米を炊いていました。

これらの道具に触れるたび、食材を存分に活かし、食べる人を想いながら日々の調理を丁寧に施していた母の姿が浮かびます。

中国で伝統薬膳を学び、新潟という豊かな気候風土と調和させて〝地域薬膳〟へと発展させた母。私もその遺志を継ぎ、日々の食生活で身体を癒やせる薬膳を推し進めています。

旬の食材に寄り添い、健やかに過ごす。

本書のレシピが、たくさんの方々の食卓を彩られますように。

２０２４年6月　高津もろみ

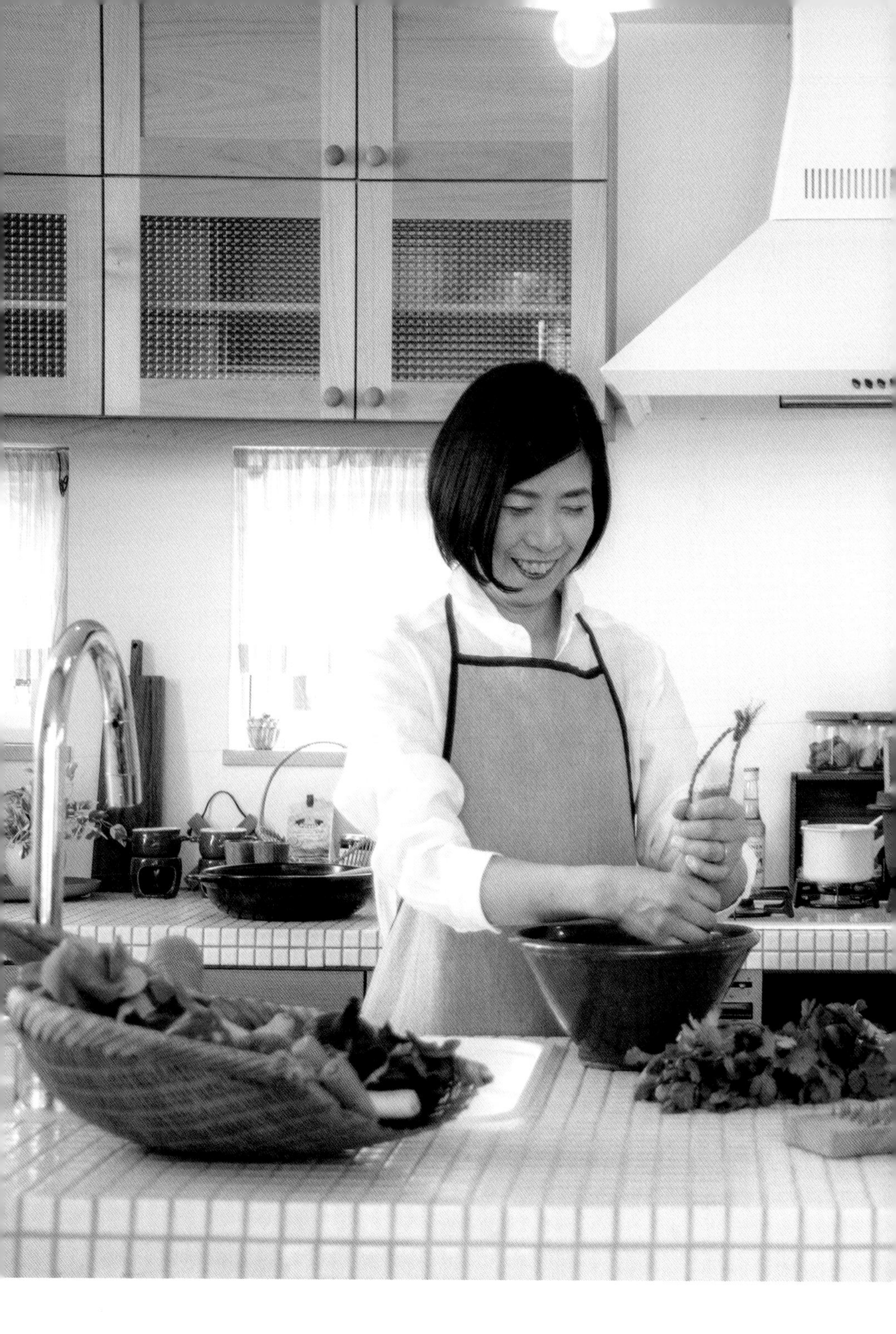

62 生産地を訪ねて ❷
KEIKO PRINCESS OF LOTUS

66 秋の薬膳

68 秋鮭の紅菊花餡掛け
70 サツマ芋の松の実白和え
71 里芋のデーツ味噌田楽
72 レンコンしゃぶしゃぶ
74 レンコン焼売
75 レンコンと干し柿のサラダ
76 無花果の黒胡麻掛け
77 リンゴのレーズン味噌田楽
78 鶏むね肉とリンゴの洋風昆布巻き
79 葛粉で水キムチ

80 生産地を訪ねて ❸ 杉田味噌醸造場

84 冬の薬膳

86 紫芋と白インゲン豆のきんとん
87 南瓜の種で叩きごぼう
88 白木耳入りイカの釜揚げ
89 黒豆こんにゃく赤ワイン煮
90 炒り黒豆入りカキのアヒージョ
92 カキのアヒージョ活用レシピ 炊き込みご飯
93 カキのアヒージョ活用レシピ
人参の三五八オイル漬
94 ネギのスープ煮 海鮮サラダ
96 青ネギのジェノバソース
97 ネギの洋風甘酢和え
98 陳皮入り三宝粥
99 真鱈のみかんチリソース

100 薬膳スープ

101 苺と蕪と小豆のスープ
102 蕗入り鶏団子のスープ
103 トマトともずくのスープ
104 切り干し大根入りビシソワーズ
105 はと麦入りごぼうと梅干しのスープ
106 ふわふわ長芋団子の白秋スープ
107 越乃鶏とリンゴの蒸しスープ
108 ネギとクルミのポタージュ
109 カキのアヒージョ活用レシピ
黒木耳と長芋のスープ

110 薬膳スイーツ

111 焙じ茶葛寒天ゼリー 苺豆腐クリーム
112 こごみの豆乳葛プリン
113 蕗と白木耳の寒天寄せ
114 もち粟のティラミス風
115 枝豆餡の葛玉
116 茄子のコンポート
117 梨の姿蒸し
118 レンコンのデザート蒸し
119 リンゴゆべし
120 ネギ入りマーラーカオ
121 南瓜のココナッツ団子
122 焼みかんのファーブルトン
123 みかん葛湯

124 使用食材効能一覧

＊カバーそで
小豆と西瓜の豆乳シェイク

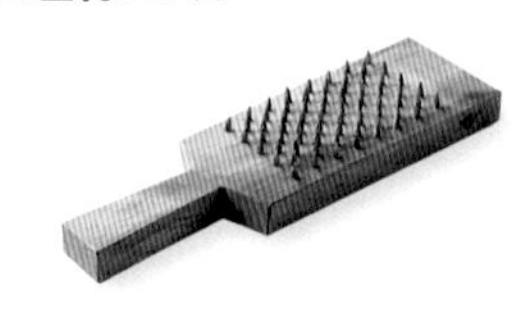

Contents

目次

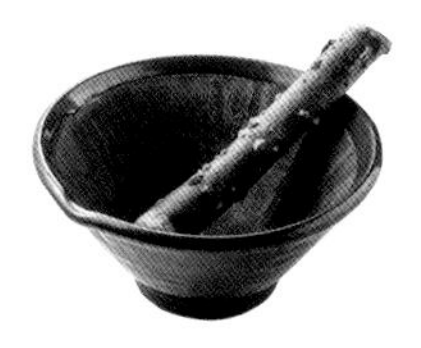

2 いつもの料理に薬膳を

6 レンコンと豚挽肉の
つくねハンバーグ
ナツメ照焼ソース

7 種実たっぷり炊き込みご飯
陳皮と大根菜のふりかけ
杜仲茶できんぴらごぼう

8 はじめに

12 薬膳とは

16 気軽に薬効をプラス
薬膳調味料

17 梅醤
19 赤の薬膳ビネガー
黒の薬膳ビネガー
苺酢
20 グリーングラスドレッシング
トウモロコシドレッシング
21 みかんドレッシング
紅花ドレッシング

22 春の薬膳

24 ハッサクとウドと帆立のマリネ
26 ウルイの梅甘酒浸し
27 筍のペペロンチーノ
28 蕗の棒棒鶏
30 蕗とアーモンドのご飯
31 蕗の高野豆腐射込み煮
32 蕗の生春巻き
33 蕗とメロンの松の実白和え

34 生産地を訪ねて ❶ 庵地焼 旗野窯

38 初夏の薬膳

40 苺酢豚
42 ウドと苺の甘酒和え
43 梅醤スルメおこわ
44 鶏もも肉のソテー蓬オイルソース
46 蓮の実入り梅醤ラタトゥイユ風
47 梅醤ディップ
48 蓮の実ご飯

49 氣血水 簡単体質チェック

50 長夏の薬膳

52 鮮魚のソバの実餡焼
54 長芋茶碗蒸し ソバの実の銀餡掛け
55 ポークソテー ココアきな粉ソース
56 茄子と鰹のたたき
57 茄子と鶏手羽元の柿の葉醤油煮込み
58 茄子のプルーン味噌信貴焼
59 茄子の炊き込みご飯
60 越の冷や出汁掛け もちキビ団子

薬膳とは

薬膳は、
食べる人と食べもののマッチング料理

私たちは日頃から、寒い日は温かさを求めてお鍋にしたり、暑い日には涼しさを求めて冷しゃぶにしたりと、気候に合わせた料理を楽しんでいます。

また、蕎麦は身体を冷やすため、身体を温めてくれるワサビやネギを薬味にします。湯豆腐に昆布出汁を引いたり、煮豆にはヒジキや昆布を加えるなど、サポニンとヨードという栄養学上好相性の組み合わせも取り入れています。

酢の物も、酢に甘味を加えて味のバランスを図り、餡子を煮るときは塩を足し、砂糖の強い甘みを和らげる。

このように、知らず知らずのうちに私たちの感覚に沁みつき、活かされている食生活の「調和」。そのすべてに、薬膳の基盤である「陰陽五行論」から引き出された知恵があります。

薬膳の古典に、「不足を補い、余分を落とす」という記述があります。同じ食材が誰にでもマッチするわけではなく、体質や体調によって適合するものもあれば、かえって内臓に負担をかけてしまうものもあります。

料理とは、「良い料を正しい理」で作るもの。良質な食材を用いてその作用を活かし、理に適った組み合わせや手法で料理したものが「薬膳」であり、永い食の歴史の中で、経験と検証の積み重ねによって培われてきた食体系です。

毎日の食生活に薬膳の理が活かされれば、不調を改善して自然治癒力を高め、老化を緩やかにし健康を保つことに繋がります。

薬膳の基本をおさえて、ぜひ活用したいものです。

陰陽五行論

陰陽五行論とは、

「自然界のものはすべて、陰と陽の対極に置くことができ、そのバランスを図ることでその存在を保っている。

またどれもが、万物組成の根源物質である『木・火・土・金・水』の五行に当てはめられ、互いに生み出す『相生関係』

と、相互に抑制し合う『相克関係』で成り立っている」という考え方です。

例えば、「木」が燃焼して「火」が起こるように、春の養生は初夏の健康を導く〈相生関係〉。また「土」が「水」を吸収するように、脾（ひ）に作用する甘味は過剰に摂ると腎を傷める〈相克関係〉にあります。

五行	木	火	土	金	水
五季	春	初夏	長夏	秋	冬
五色	青	赤	黄	白	黒
五臓	肝	心	脾	肺	腎
五腑	胆	小腸	胃	大腸	膀胱

※「長夏＝土用」と解釈することもできます。

陰陽五行にみる五味と五臓の関係

酸味、苦味、甘味、辛味、鹹味（かんみ）の「五味」は、それぞれに異なった作用を有し、影響し合っています。

この「五味」と「五臓」は相互に関係し合っており、特定の味を欲するときは、身体の関係する部位にトラブルが発生していると捉えます。（14ページ参照）

「五性」

「五性」とは、食材が身体を温めるか冷やすかを示すもので、次の5段階で表されます。

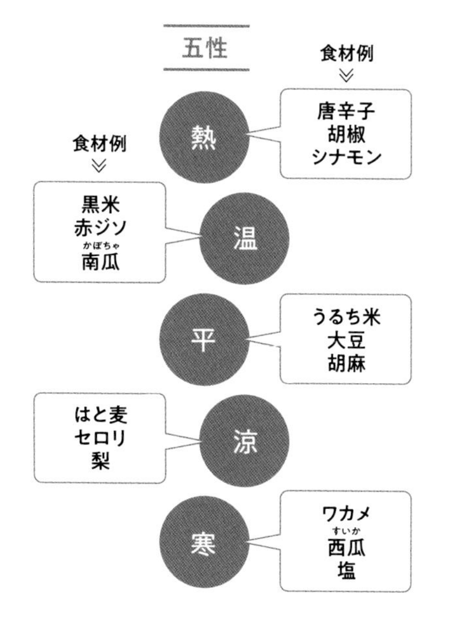

例えばご飯を炊くとき、冷え性ならば、うるち米に黒米を混ぜて、ふりかけには赤ジソを合わせれば「温性」寄りになり、調和されます。逆にのぼせ体質ならば、はと麦やワカメと合わせることで「涼性」寄りの組み合わせとなり、調和されます。

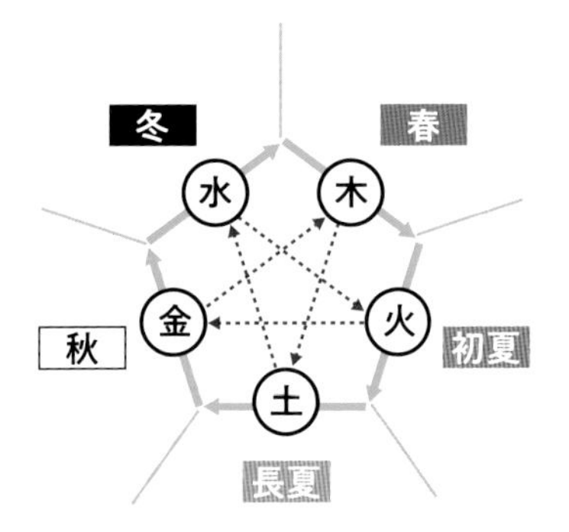

五味調和の図

春

五味 酸＝収斂作用　〈酸味食材例〉柑橘類、梅干し、酢

五臓 肝＝解毒、造血、自律神経の調整

五色 青　〈青色食材例〉山菜、青菜、セロリ

肝機能が疲弊して過剰に高ぶるときは、酸味で引き締めるとよい。
腸の働きが鈍っているときは控える。

初夏

五味 苦＝解毒作用、堅固作用　〈苦味食材例〉山菜、茶、ゴーヤ、パセリ、セロリ

五臓 心＝血液循環、精神安定

五色 赤　〈赤色食材例〉トマト、ナツメ、紫玉ネギ、小豆、血合いの多い魚

血液が渋滞して血の巡りが悪いときは、苦味を摂るとよい。
冷え性や皮膚乾燥症の人は控える。

長夏

五味 甘＝緩和作用　〈甘味食材例〉穀類、芋類、でんぷん質の多い野菜、白身魚

五臓 脾＝消化、栄養物質の吸収、疲労回復

五色 黄　〈黄色食材例〉穀類、南瓜、大豆

脾胃の働きが弱っているときは、甘味が役立つ。
摂り過ぎると停滞を招き、むくみやだるさが生じる。

秋

五味 辛＝発散作用　〈辛味食材例〉生姜、ワサビ、ネギ、玉ネギ

五臓 肺＝呼吸器系統、氣を巡らす

五色 白　〈白色食材例〉里芋、長芋、白木耳、本葛、白胡麻

氣の渋滞が起こっているときは、辛味の発散作用で動かす。辛味は刺激性の味覚なので、粘膜が弱っているなど虚弱な人は控える。摂り過ぎると潤い不足になる。

冬

五味 鹹＝軟堅作用　〈鹹味食材例〉味噌、醤油、昆布、エビ、帆立

五臓 腎＝水分代謝調整、免疫力向上、生殖機能

五色 黒　〈黒色食材例〉黒豆、黒胡麻、黒米、黒木耳、長期熟成味噌

鹹味〈注〉は、しこりを柔らかくして血液浄化や通便に役立つ。
摂り過ぎは循環器系に不調を来す。

〈注〉鹹味＝塩辛い味。単に塩味のみを指しているのではなく、微量ミネラルを含み免疫力向上に役立つ海藻類や一部の魚介類も該当するので、「塩」自体の品質は重要。

「氣血水」

「氣血水」は全身を絶えず循環している三つの要素で、過不足なく順調に巡っている状態が理想です。その巡りによって臓腑もうまく機能します。

氣／**【エネルギー、臓腑器官を動かす動力】**精神面、神経的機能の状態が現れる。

血／**【血液】**血液の状態、血の巡り具合が現れる。

水／**【血液以外の一切の体液】**身体の潤い状態が現れる。

いずれかの要素が不足したり、停滞が起こるなどしてバランスが崩れると、心身に不調を来すと考えられています。

【氣虚（氣不足）】は、動力不足。疲労が溜まりやすくなったり、臓腑のはたらきも鈍くなる。

【氣滞（氣の滞り）】が起これば、氣詰まりや氣の塞ぎ、イライラ症状に。

【血虚（血不足）】は、栄養不足。血色不良で肌が乾燥したり、筋肉の引き攣(つ)れなども。

【瘀血(おけつ)（血の滞り）】が起こると、肩凝り、頭痛や腰痛、ほてり、肌荒れなどが出現。

【陰虚（水不足）】は、乾燥による肌のカサつきや毛髪のパサつき、喉の渇き、便秘などに。

【水滞（水の滞り）】では、むくみや関節部の腫れ、下痢症状などに。

これらの症状を可逆的に改善するのが、薬膳の役割。日常に起こりうる身体の不調を、氣血水のバランスを整えることで、〝健やか〟に導きましょう。

現代薬膳の課題

永い食の歴史の中で培われてきた薬膳ですが、陰陽五行論が築かれた昔とは自然環境が大きく異なり、私たちの生活スタイルも変化してきています。自然の循環に即した飲食を説く薬膳も、現代に合わせて考慮すべきで、特に次は意識したい点です。

◎よく噛むことで、消化力と吸収力を上げるとともに、胃腸を活性化させる。

◎環境にも身体にも負荷をかけない作り方の、良質な食材を選ぶ。

◎寒暖差への対応力を付ける。ストレスに負けないよう自律神経を整える。

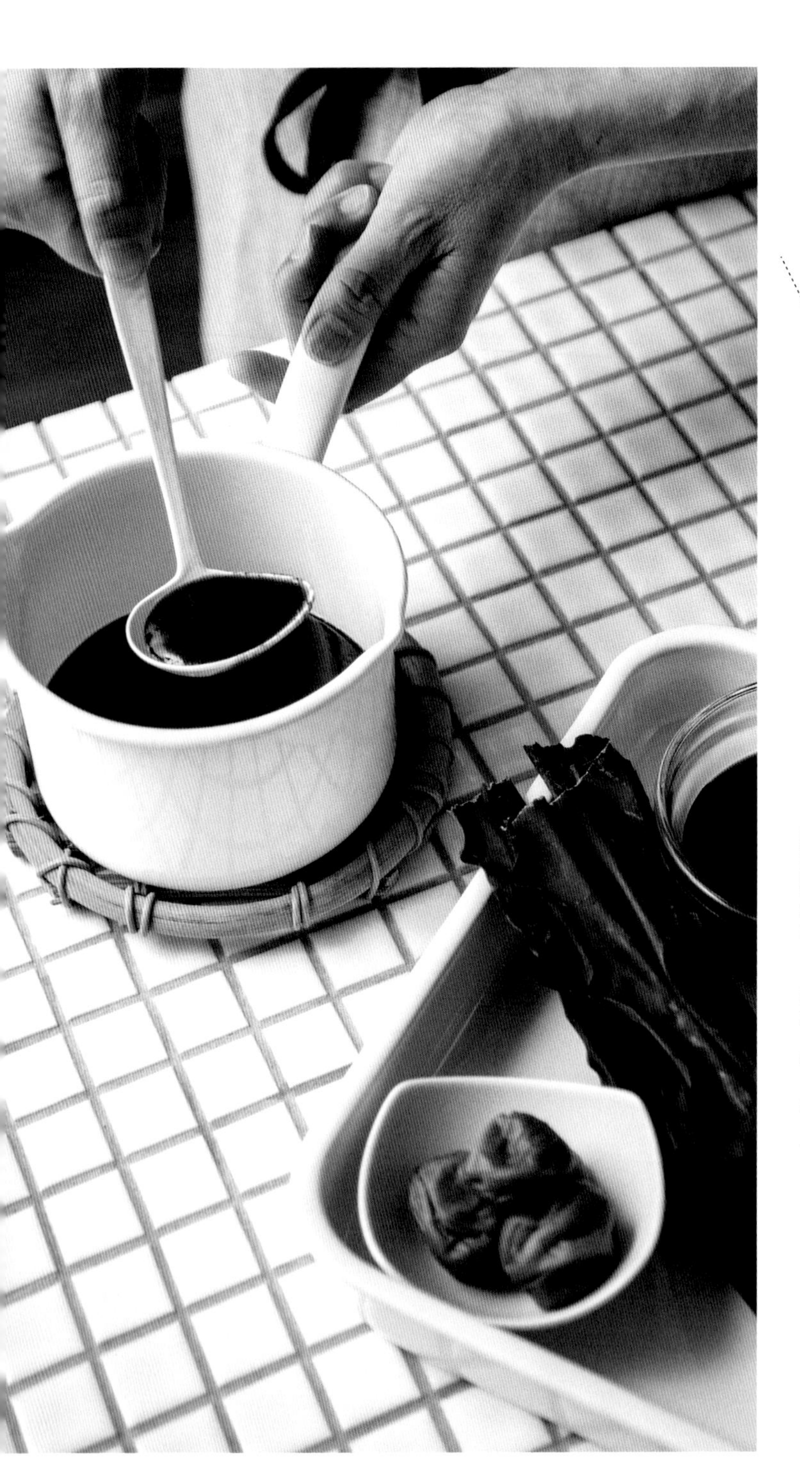

気軽に薬効をプラス

薬膳調味料

毎日の料理作りに不可欠な調味料。
特に昔ながらの製法による発酵調味料には、
素材の薬効を引き出してくれるはたらきがあります。
季節や体調に適った、食材の効能を滲出（しんしゅつ）させた調味料で、
薬膳効果がさりげなく得られます。

日々の健康維持に常備したい梅醤

昔から民間療法として親しまれてきた「梅醤（うめしょう）」。

気温の変化についていけないときや胃腸のはたらきが優れないとき、または風邪気味のときなどに活用されてきました。

薬膳の五味調和の観点からも、「鹹味」と「酸味」が凝縮された梅醤は、肝腎強化による免疫力向上、ウイルス撃退に大いに期待が持てる食養お手当てアイテムです。

【梅醤の効用】

胃腸の調子を調える／血液浄化、血行促進／疲労回復／頭痛や二日酔いの緩和／美肌／風邪予防／冷え対策

梅醤

血液浄化でカラダリセット

材料
（作りやすい分量、仕上がり量約400ｇ）

無添加梅干し … 300g
醤油（天然醸造醤油）… 500mℓ
昆布出汁（天然昆布）… １ ℓ

作り方

① 梅干しは種を除き、果肉を包丁で叩いて裏ごしする。
② 醤油と昆布出汁を合わせて火にかけ、ひと煮立ちさせる。
③ 鍋に❶を入れて火にかけ、❷を少しずつ足しながらとろみが出てくるまで練り上げる。

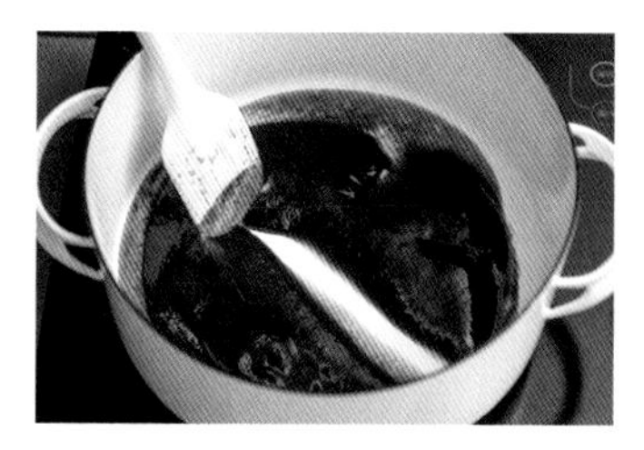

④ 粗熱が取れたら清潔なビンに移し、冷暗所で保存する。

定番は「梅醤番茶」。煮出した「三年熟成番茶」に梅醤をひとさじ入れて、温かいうちに飲む。朝の空腹時がおすすめ。そのほか調味料として炒め物や煮物の隠し味、オイルと合わせてドレッシングにも。

応用編 〜風邪の症状別活用法〜

梅醤番茶に、症状に合わせた食材をプラスすることでより効果的となる。

発熱時 ………… ＋大根おろし
発熱無汗 ………… ＋本葛粉
痰 ………… ＋昆布
喉の痛み ………… ＋純正蜂蜜、金柑
発咳時 ………… ＋陳皮
鼻水鼻炎 ………… ＋レンコン（特に節の部分）

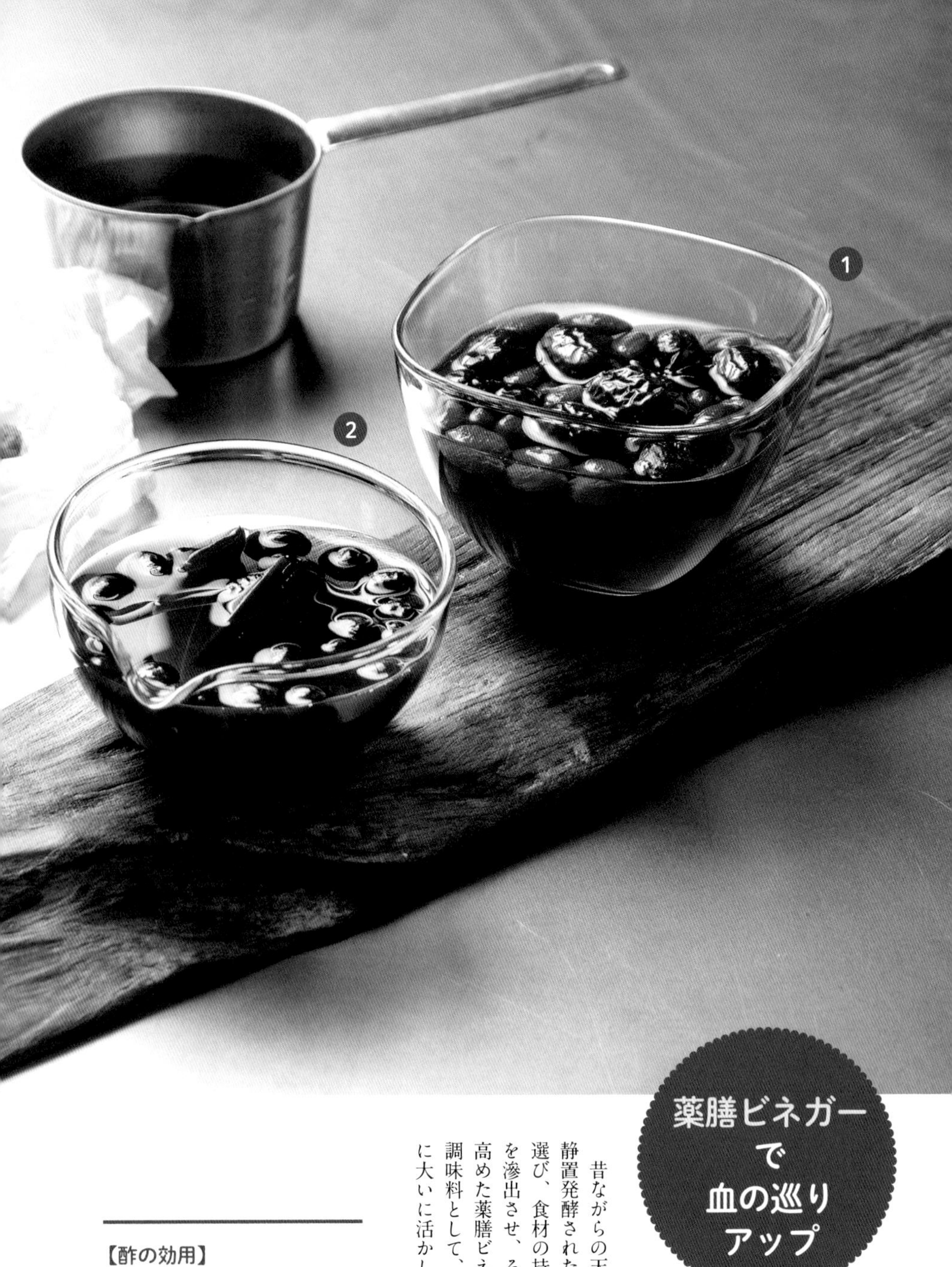

薬膳ビネガーで血の巡りアップ

昔ながらの天然醸造法で静置発酵された良質な酢を選び、食材の持つ有効成分を滲出させ、その吸収力を高めた薬膳ビネガーを常備調味料として、日々の料理に大いに活かしましょう。

【酢の効用】

血液浄化／食欲増進／肉類魚類の消化促進／解毒促進／疲労回復／血糖値上昇抑制／血圧の安定／抗菌

① 赤の薬膳ビネガー
血を補う

材料（作りやすい分量）

Ⓐ
- 紅ナツメ … 10粒
- クコの実 … 10g
- ドライクランベリー … 10g
- 八角 … 2個

Ⓑ 純米酢 … 300mℓ

作り方

保存瓶にⒶを入れ、Ⓑを注ぐ。

《 薬膳ポイント》

肝腎強化を図りながら、赤色の抗酸化物質で血液浄化作用を高めた薬膳酢。特に養血食材の紅ナツメを合わせることで、相乗効果が得られる。

② 黒の薬膳ビネガー
腎をサポート

材料（作りやすい分量）

Ⓐ
- 炒り黒豆 …20g
- 昆布 …10g
- ローリエ …1枚
- 黒酢 …大さじ1

Ⓑ 純リンゴ酢 …300mℓ

作り方

保存瓶にⒶを入れ、Ⓑを注ぐ。

《 薬膳ポイント》

腎に作用する黒豆、昆布に加え、酢の中でも特にアミノ酸豊富な黒酢を組み合わせ、免疫力アップを図る薬膳酢。

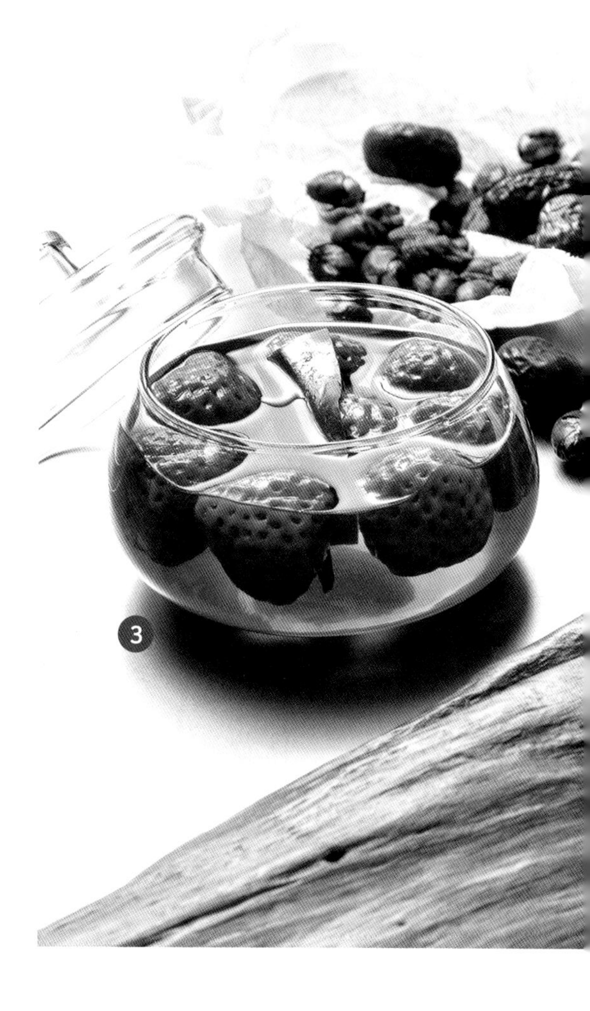

③ 苺酢
美容果実酢

材料（作りやすい分量）

苺 … 100g
純リンゴ酢 … 150mℓ
てんさい糖 … 50g
昆布 … 5cm角1枚

作り方

ビンに苺、てんさい糖、昆布、純リンゴ酢の順に入れて漬け置く。

※翌日から使用できる。冷暗所で半年程度は保存可能なので、暑い季節の夏バテ対策にも活かせる。和え物やサラダの調味料として、また炭酸水で割ってドリンクとして飲用する。

《 薬膳ポイント》

苺と酢の相乗効果で美肌づくりに。昆布を加えることで、血液浄化と整腸作用をアップ。

薬膳ドレッシングでサラダを引き立てながら健康効果

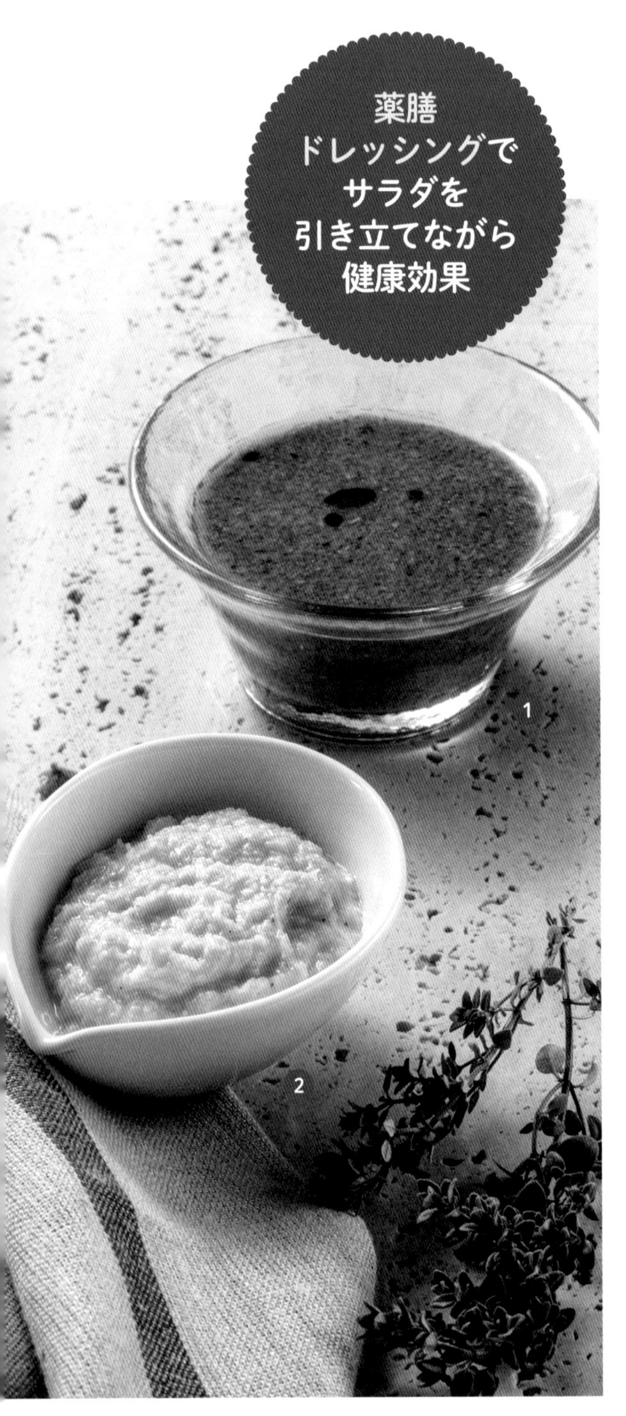

❶ グリーングラスドレッシング

解毒を促す。肉料理に添えるサラダに

材料（４人分）

Ⓐ
- 蓬(よもぎ)パウダー … 小さじ２
- 桑葉パウダー … 小さじ１
- EXVオリーブオイル … 大さじ３

純リンゴ酢 … 大さじ３
塩麹 … 大さじ2.5

作り方

① 純リンゴ酢と塩麹をよく混ぜ合わせてから、Ⓐを加えてよく攪拌（かくはん）する。

《薬膳ポイント》

豊富な葉緑素でデトックス効果が高い薬草を活かす。

❷ トウモロコシドレッシング

むくみ解消、胃腸強化に

材料（４人分）

トウモロコシ … 中１本

Ⓐ
- 玉ネギ … 1/4個　スライス
- 昆布粉末 … 小さじ1/2
- タイム … 小さじ1/2
- 米油 … 60mℓ
- 純米酢 … 30mℓ
- 天日塩 … 小さじ１
- 胡椒 … 適宜

作り方

① トウモロコシは皮を１枚残した状態で、ヒゲ（南蛮毛）も一緒に８〜10分蒸す。冷まして実をそぎ取り、ヒゲは粗切りにする。

② フードプロセッサーに❶のトウモロコシとヒゲ、Ⓐを入れて攪拌する。

《薬膳ポイント》

消化器系を強化し、水の巡りを高めてくれるトウモロコシは夏にぴったり。薬効の高い「ヒゲ」も用いて腎を労わる。

酸味と甘味の二味調和のドレッシング。
薬膳の観点から、
目的に応じたブレンドで使い分けを。

❸ みかん ドレッシング

氣の巡りアップ、呼吸器系統強化に

材料（４人分）

みかん … 中２個
アンチョビ … ３枚みじん切り
Ⓐ┌陳皮（粉末）… 小さじ１
　└白ワインビネガー … 大さじ1.5
　　※純リンゴ酢で代用可
EXVオリーブオイル … 大さじ３

作り方

①Ⓐを合わせて１時間以上漬け置く。
②みかんは、皮を剝かずに丸ごとミキサーにかける（ヘタは除く）。
③❶に❷のみかん、アンチョビ、EXVオリーブオイルを加えてよく混ぜ合わせる。

《薬膳ポイント》
陳皮を酢に浸すことで薬効を引き出す。食物繊維豊富な白い筋も活用する。

❹ 紅花 ドレッシング

血行を促す。冷えが気になるときに

材料（４人分）

紅花（乾燥）… 小さじ山盛り1杯
EXVオリーブオイル … 大さじ３
Ⓐ┌甘酒 … 大さじ２
　└純リンゴ酢 … 大さじ2.5

作り方

①Ⓐを混ぜ合わせてから、紅花、EXVオリーブオイルを加えてよく攪拌する。

《薬膳ポイント》
婦人の妙薬「紅花」。薬効成分は脂溶性なのでドレッシングにも効果的。

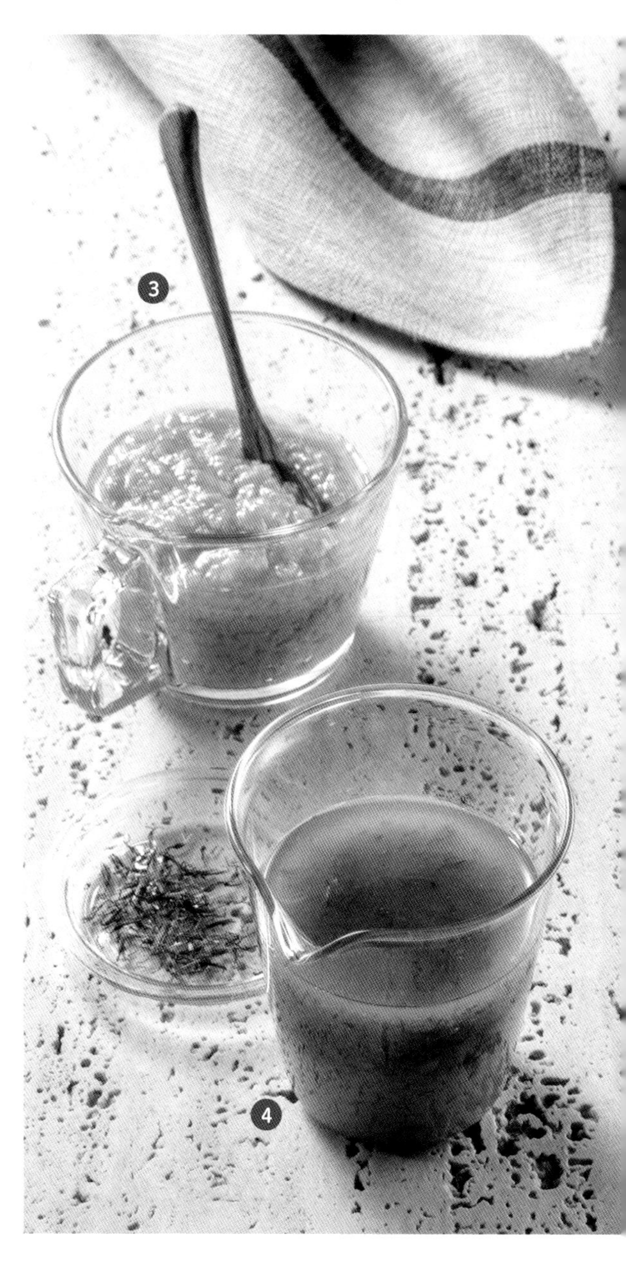

春の薬膳

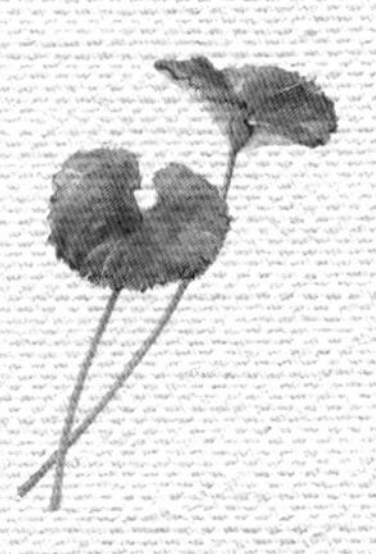

春は、解毒の季節。
自然界同様、私たちの身体も
新陳代謝が促され、
冬のあいだ体内に停滞させた、
老廃物の排出が活発になります。
解毒力の高い食材で
体内の不要物を排出させると同時に、
身体に必要なエネルギー成分が
出過ぎないよう、
氣血を補いながら、
肝を労わります。

春に起こりやすい不調

ほてり、頭痛、イライラ、眠りが浅い、充血やかすみ目などの眼のトラブル、足がつる、花粉症などアレルギー症状
⇒ 解毒を担う肝に、負担をかけているかも？

春薬膳のポイント

●肝を労わることで、老廃物の排出をスムーズにする
《食材例》貝類、イカ、タコ、人参、パセリ、蕗(ふき)、菜の花

●血を補う
《食材例》黒木耳、黒胡麻、鮭、鰤(ぶり)、鰹(かつお)、ウナギ、ヒジキ、アーモンド、落花生

●氣を補って、自律神経のバランスを図る
《食材例》芋類、雑穀、紅ナツメ

●氣を巡らす
《食材例》柑橘類、香草類

春の五味調和

酸味で引き締めてバランスを図る。胃腸のはたらきが弱い人は摂り過ぎに注意。また春に苦味を摂ることで血液が浄化され、初夏の養生に繋がる。酢は、有効なアミノ酸や有機酸が豊富な、原料を静置発酵させた天然醸造を選ぶこと。

ハッサクとウドと帆立のマリネ

春

材料（2人分）

ウド … 中1/3本　拍子木切り
ハッサク … 1/2個　小房に分け薄皮を剥く
※彩りにルビーグレープフルーツを加えてもよい
帆立貝柱 … 4個
Ⓐ バルサミコ酢 … 大さじ1
　 白ワインビネガー … 小さじ1
　 きび砂糖 … 大さじ1.5
黒胡椒 … 適宜
ミント … 適宜

作り方

①ボウルにⒶを入れ、混ぜ合わせる。
②酢水（分量外）にさらして水気を切ったウド、蒸し器で2分蒸し横半分に切った帆立貝柱、ハッサクをバットに並べ、❶のマリネ液をかけて1時間以上置く。皿に盛り付け黒胡椒を振り、ミントを添える。

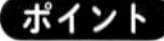

自律神経が乱れがちなときに。疲労回復を図りながら、肝腎にアプローチ。

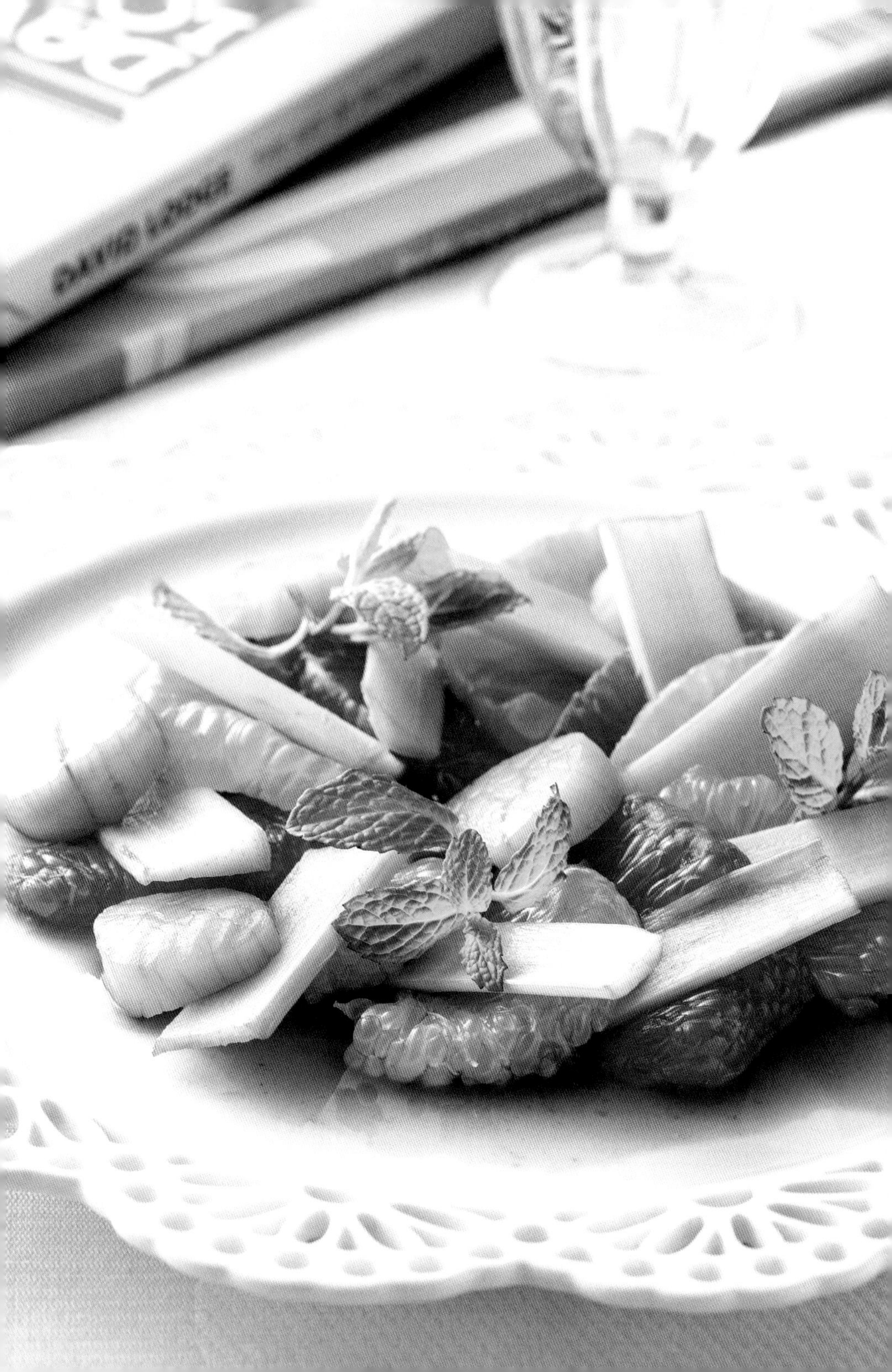

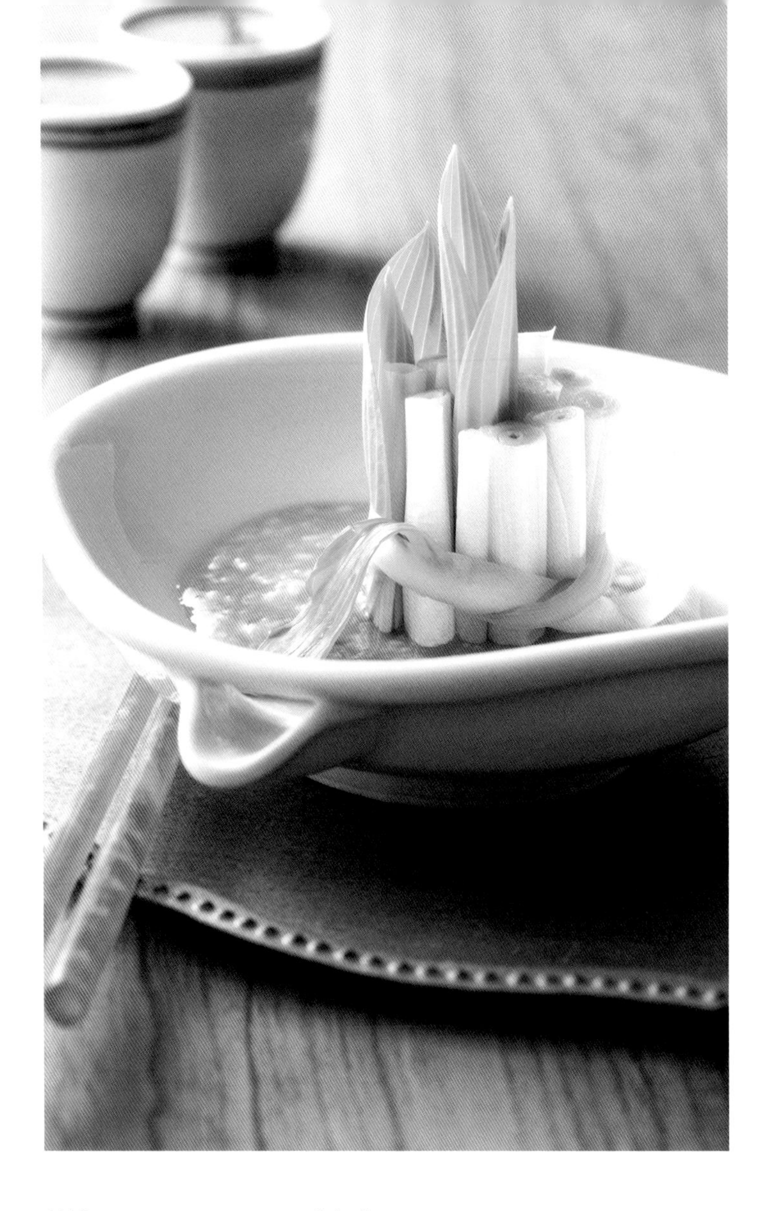

≪ウルイの梅甘酒浸し≫

材料（2人分）

ウルイ … 4本

Ⓐ
- 甘酒 … 大さじ1
- 赤梅酢 … 小さじ2

作り方

①ウルイは生のまま、5cm長さに切りそろえる。

②ウルイを器に盛り、混ぜ合わせたⒶをかける。

ポイント

ビタミンC豊富で、アクがほとんどないウルイは生食がおすすめ。
梅酢の鹹味を活かして調味した、整腸と美肌づくりの一品。

《 筍(たけのこ)のペペロンチーノ 》

材料（2人分）

茹で筍の根元部分 … 100g
ニンニク … 1片　スライス
赤唐辛子 … 小さじ1/2　輪切り
米油 … 小さじ2
EXVオリーブオイル … 大さじ1
Ⓐ 醤油 … 小さじ1弱
　 天日塩、胡椒 … 少々

作り方

①筍は2mm厚さの縦切りにし、繊維に沿って細く切る。フライパンに米油とニンニクを入れて火にかけ、ニンニクの香りが立ってきたら赤唐辛子を加えて火を通す。筍を入れ手早く炒め、Ⓐで味を調える。
②仕上げにEXVオリーブオイルを加え、全体にからませる。

ポイント
筍は、身体を冷やす作用が強いので、温熱性の食材と合わせて。チロシン（筍を茹でた際に生じる白色の固形物）はアミノ酸の一種で、集中力アップにも役立つ。

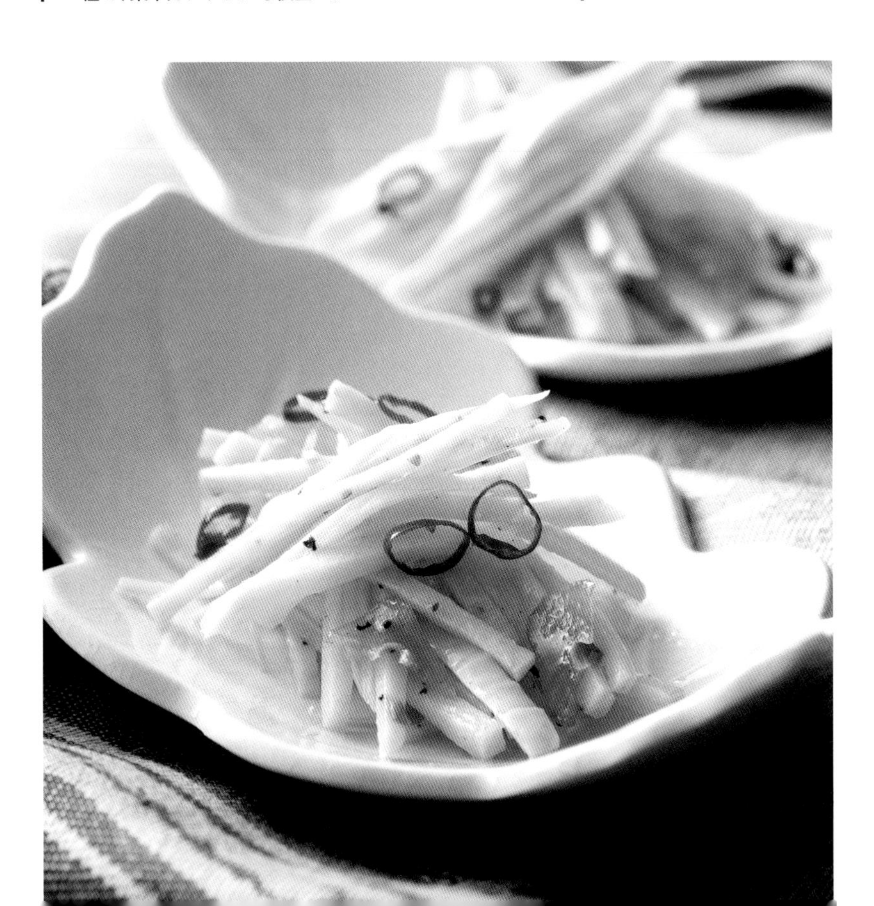

《 蕗(ふき)の棒棒鶏(バンバンジー) 》

材料（4人分）

〈棒棒鶏〉

蕗 … 太いもの２本　以下の下処理をし、５cm長さの細切り

鶏むね肉 … 250g

Ⓐ
- 長ネギ … 1/2本
- 生姜 … 20g　スライス
- 純米酒 … 大さじ１

〈胡麻だれ〉

Ⓑ
- 蕗 … 細いもの２本　下処理後、１mm厚さの輪切り
- すり胡麻 … 大さじ３
- 醤油 … 大さじ１
- アガベシロップ … 大さじ１　※きび砂糖で代用可
- 赤梅酢 … 小さじ１　※リンゴ酢で代用可
- 塩麹 … 小さじ１
- ラー油 … 小さじ1/2程度

胡麻油 … 大さじ１

八角 … 1/2片

盛り付け用の好みの野菜 … 適宜

ポイント

定番の胡瓜(きゅうり)は涼性なので、温性の蕗と組み替えた〝花冷えの季節〟向けの棒棒鶏。胡麻で氣を補い、八角で巡りを高める。

作り方

①鍋に１ℓの水、Ⓐを入れて火にかけ、沸騰したら、包丁で厚みを一定にした鶏むね肉を入れる。再沸騰後、火を止めてふたをした状態で40分ほど置く。冷めたら水気を取り細かく手で裂く。

②〈胡麻だれ〉八角を一晩以上浸した胡麻油にⒷを混ぜ合わせる。

③皿に好みの野菜、蕗と鶏むね肉を盛り付け、たれをかける。

Pick up！

◆蕗の下処理

①蕗は鍋に入る長さにカットし、多めの塩をふって板ずりをする。

②沸騰したお湯に蕗を入れ、２分ほど茹でる。

③水にとって冷まし皮を剥き、好みに切って料理に使う。

④保存は、蕗がかぶる程度の水につけて冷蔵庫へ。水は2日に一度替え、1週間以内に使い切る。

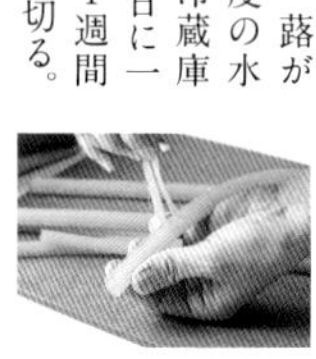

◆特徴を知って活かそう「蕗」

〈苦味成分（ポリフェノール）〉抗酸化作用があり、活性酸素を除去。風邪予防や花粉症の緩和に役立つ。

〈香り成分（フキノリド）〉消化液の分泌を促進し、胃腸を活発化。

〈豊富な不溶性食物繊維〉便通を良くし、有害物質を吸着して排出を促進。

〈上手な取り方〉蕗は不溶性食物繊維が豊富なので、木耳や昆布、長芋などの水溶性食物繊維と合わせて食べることで腸のはたらきを高める。

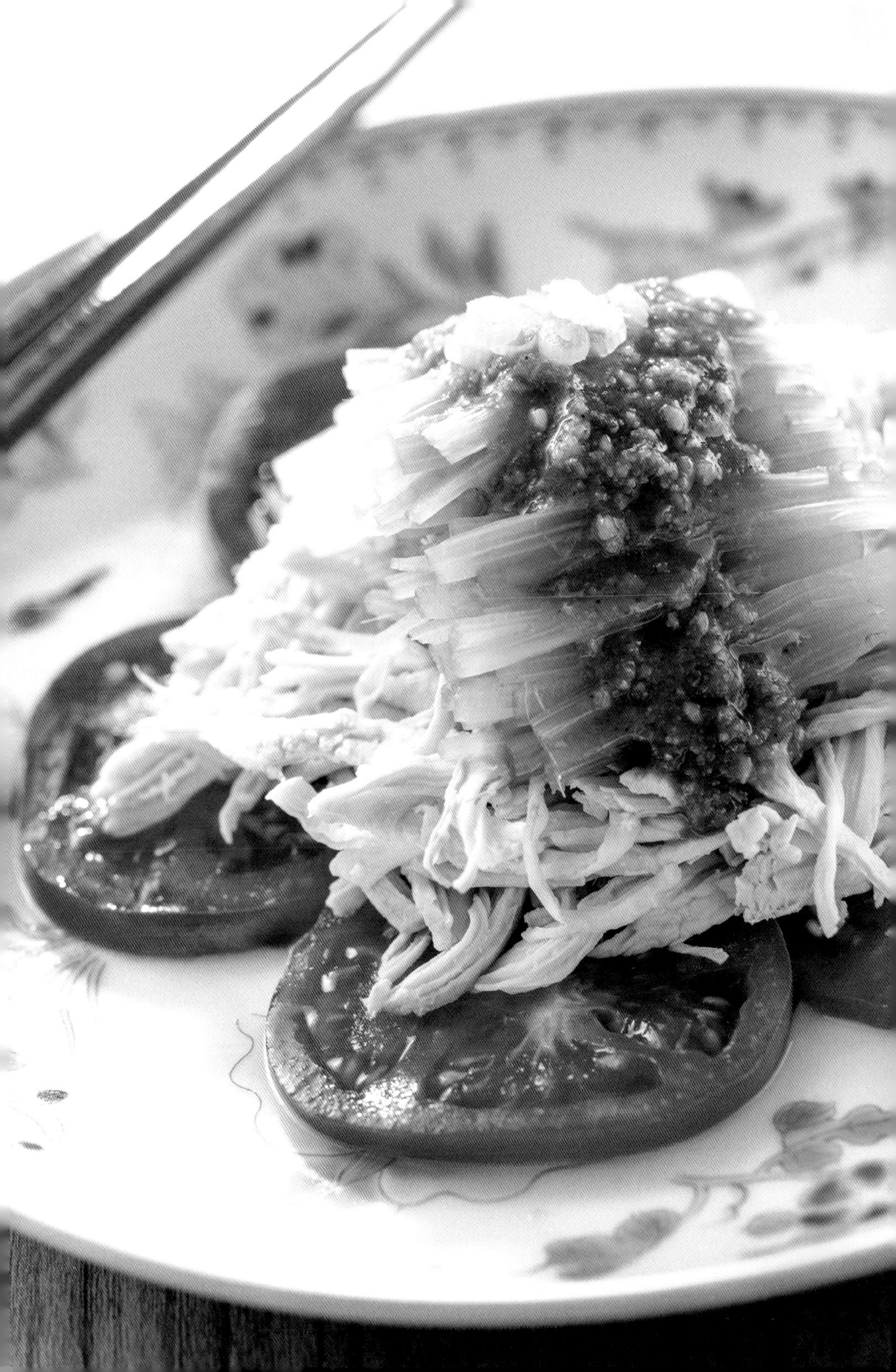

《 蕗(ふき)とアーモンドのご飯 》

材料（2人分）

Ⓐ
- 米 … 1合
- 押し麦 … 小さじ2　よく洗う

蕗 … 2本　下処理後、斜め切り

Ⓑ
- アーモンド … 20g　粗切り
- 昆布5cm角 … 1枚
- 醤油 … 小さじ2
- 天日塩 … 小さじ1/3

作り方

①Ⓐを合わせて炊飯釜に入れ、規定量の水とⒷを加えて炊く。

②炊き上がったら蕗を加えて蒸らす。

ポイント

食感が加わり咀嚼(そしゃく)率が上がることで、氣を補うとともに消化力もアップ。

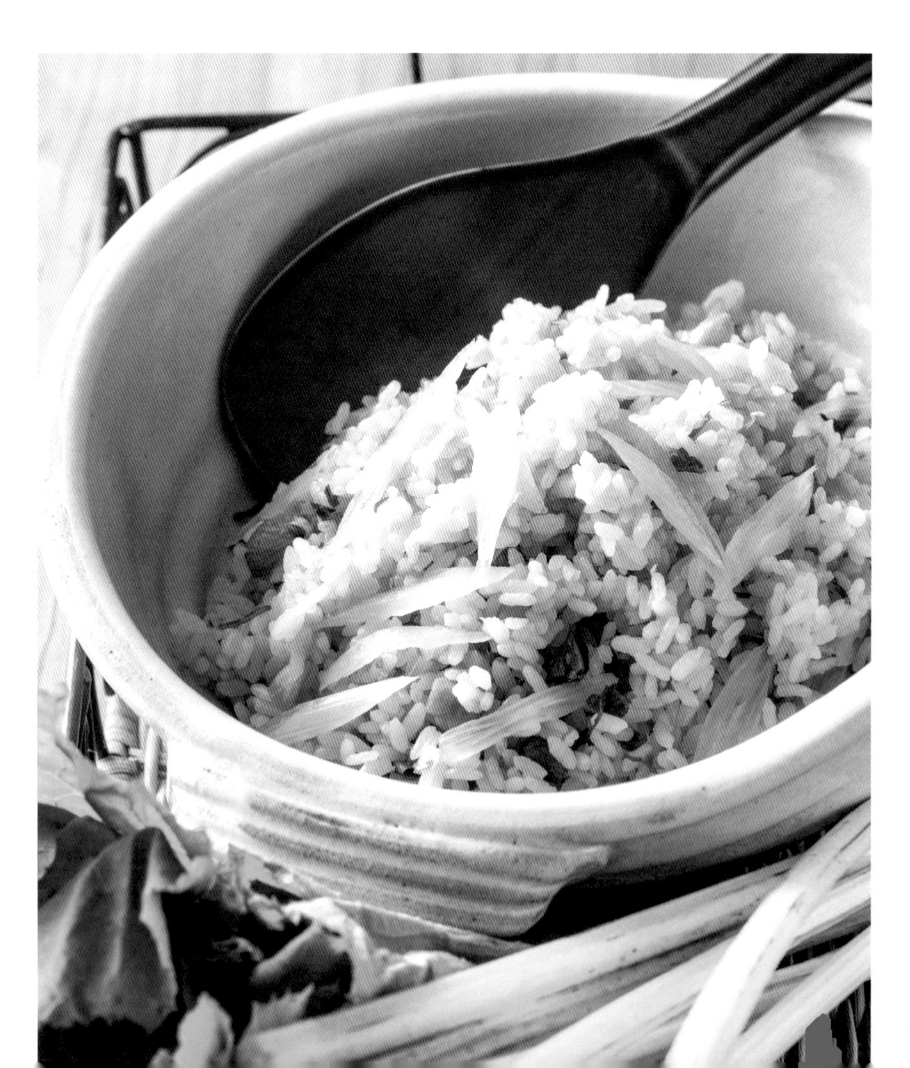

春

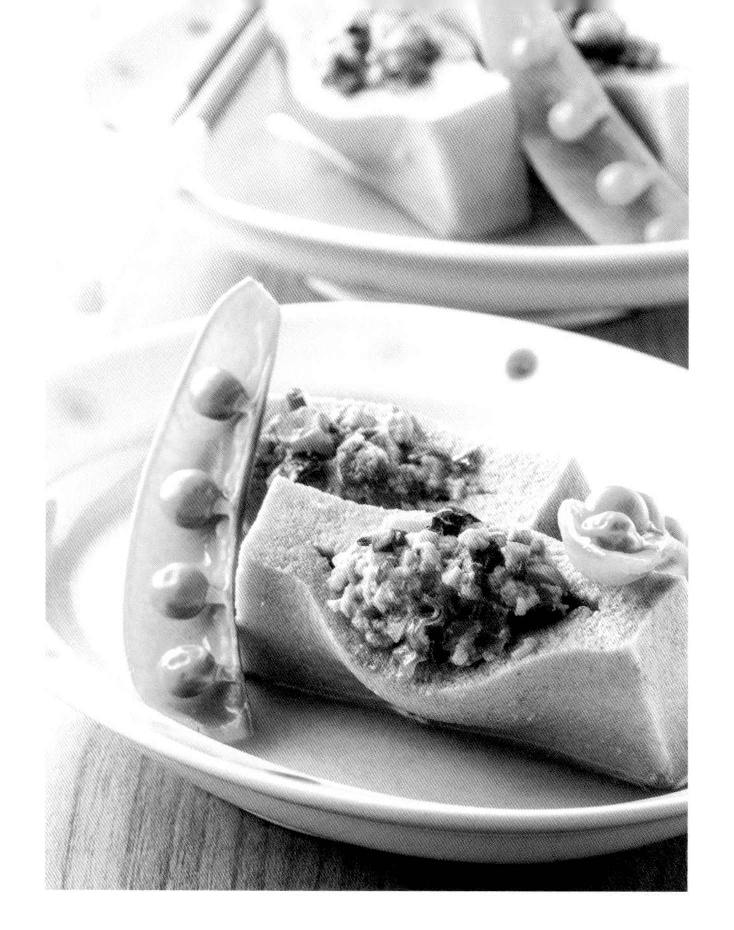

《蕗(ふき)の高野豆腐射込(いこ)み煮》

材料（4人分）

高野豆腐 … 4枚

〈タネ〉

Ⓐ
- 豚挽肉 … 100g
- 昆布粉末 … 小さじ1
- 塩麹 … 小さじ1/2

Ⓑ
- 蕗 … 2本
  下処理後2mm厚さの小口切り
- 黒木耳(生) … 20g　粗みじん切り
- パプリカ … 1個　粗みじん切り

〈煮汁〉

Ⓒ
- 醤油 … 大さじ2
- みりん … 大さじ2
- アガベシロップ … 大さじ1

〈付け合わせ〉

スナップエンドウ … 適宜

作り方

①高野豆腐は浸る程度の水で戻し(戻し汁は捨てない)、中心に切り込みを入れ袋状にする。

②〈タネ〉Ⓐをボウルに入れて、粘りが出るまでよく混ぜる。Ⓑを加え、全体によく混ぜ合わせたら高野豆腐に詰め込む。

③鍋に、高野豆腐の戻し汁を含めて400mℓの水、Ⓒを入れて火にかけ、沸騰したら❷を入れて煮含める。茹でたスナップエンドウと盛り合わせる。

ポイント

胃腸のはたらきを高める蕗や黒木耳。よく噛むことで消化力を養える。

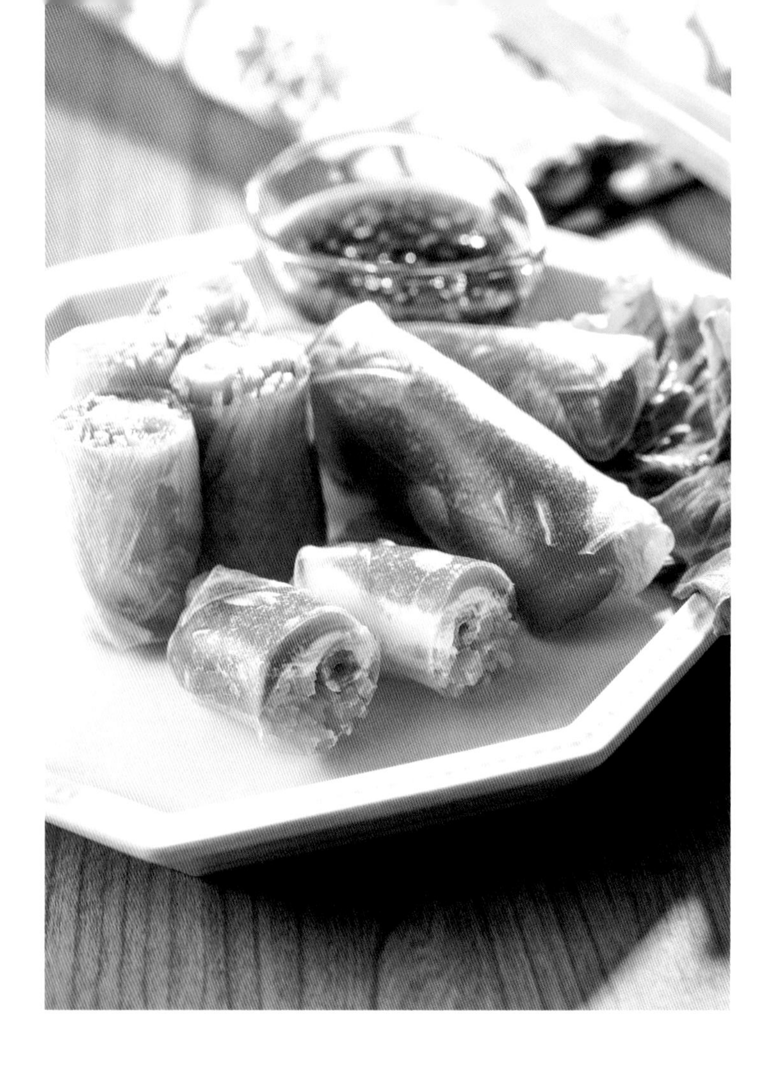

《蕗(ふき)の生春巻き》

材料（4人分）

直径16cmのライスペーパー … 8枚
蕗 … 2本　下処理後10cm長さに切る
スモークサーモン … 60g
クリームチーズ … 40g
人参 … 30g　5cm長さの千切り

Ⓐ
- 叩いた梅干し … 1個分
- ニンニク … 1片　みじん切り
- 赤唐辛子 … 小1本　種を除きみじん切り
- きび砂糖 … 大さじ2
- 醤油 … 小さじ2
- 水 … 大さじ2

作り方

①〈たれ〉Ⓐを合わせる。
②ライスペーパーは40°C程度のぬるま湯にサッとくぐらせ、プラスチック製のまな板（または固く絞った布巾を敷いた台）の上に広げ、中央にスモークサーモン、クリームチーズ、蕗、人参の順にのせる。手前と両端を折り込み、きつめに巻く。
③たれをかけていただく。

ポイント

彩り豊かな具材に、梅干しのたれを合わせて五味調和、内臓を労わる。

春

《蕗(ふき)とメロンの松の実白和え》

材料（4人分）

Ⓐ
- 蕗 … 太いもの1本
  下処理後2mm厚さの斜めスライス
- メロン … 250g(1/4個)
  果肉を一口大に切る

豆腐 … 100g
松の実 … 10g

Ⓑ
- 白胡麻ペースト … 小さじ2
- 醤油 … 小さじ1/2
- 米味噌 … 小さじ1
- 塩麹 … 小さじ1

作り方

①豆腐は水から茹で、十分に水切りして熱を冷ます。
②〈和え衣〉すり鉢に❶の豆腐、松の実を入れてすりつぶす。Ⓑを加え、よく混ぜ合わせる。
③和え衣にⒶを入れて、混ぜ合わせる。

ポイント
口内に広がる香りで氣を巡らす。蕗の香りは胃腸に、メロンの香り（アデノシン）は、血液浄化に作用。

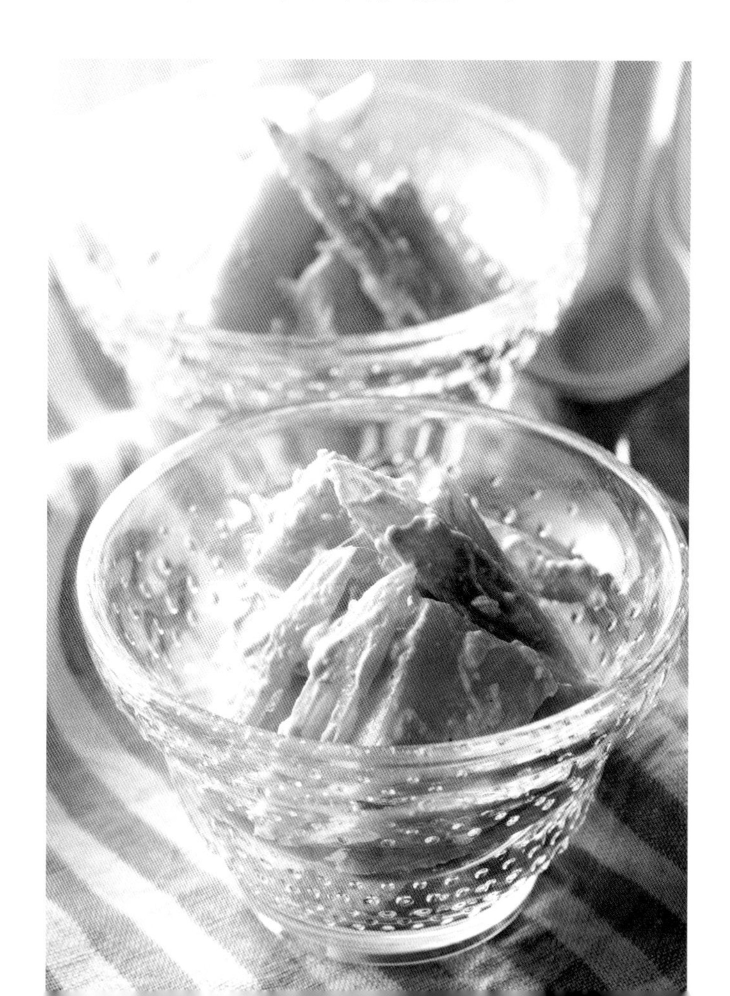

生産地を訪ねて　1

無駄を省いた美しさが機能を高めるという真理

―阿賀野市―

庵地焼　旗野窯

民芸陶器の窯元として
4代140余年の歴史を紡ぐ旗野窯。
父である先代、故・義夫さんの遺志を継ぎ
麗子さん、聖子さん、佳子さんの
旗野3姉妹が守ってきたものは
「庵地焼」という名の様式美でした。

高津 庵地焼といえば艶のある黒釉と、八面体の面取茶器が著名ですが、私と庵地焼との出会いは10年ほど前に買った、この擂り鉢なんです。

麗子 あら、使い込んでいるわねえ（笑）。この釉薬は（表面を眺めて）……、濃く出たのね。

聖子 釉薬は作業の都度、調合して比重を計るんですけどね。やっぱり三人三様のペースで、素焼きの器に掛けちゃうの。窯から焼き上がると「これ、誰々が掛けたね」って分かる（笑）。釉薬は厚く掛ければいいものでもなくて、うちの釉薬はあまり厚いと表面にヒビが入ったり、中側に流れ込むと擂り鉢の目が埋まっちゃうから、そこが一番心配。

佳子 擂り鉢はロクロで引いてすぐに、銅板の目かきで櫛目を入れます。力を入れすぎると本体が変形するし、アールにしないと擂粉木の当たりが悪くなるので、慎重になります。その日の土の硬さや厚みによって、自分の中にある目盛りに従って加減を変えるの。お料理と同じね、ベテランになると調味料を計らなくてもできる（笑）。

「擂り鉢はまさに手加減。粗く、細かく、自在に擂るのは機械じゃできない。」（高津）

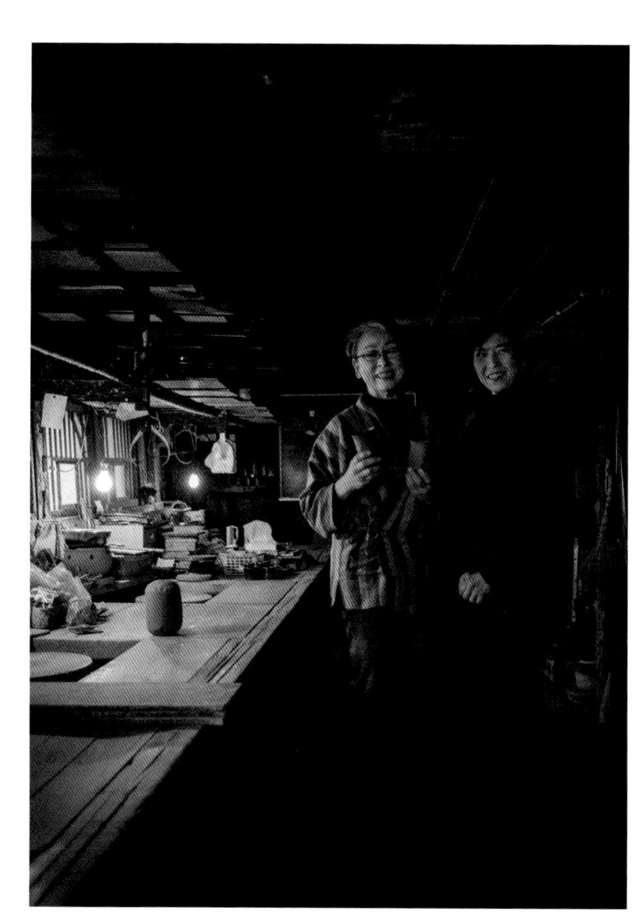

築窯以来、変わらない様子の工房で、佳子さんと。「土と水が織りなす調和美に、薬膳の陰陽五行が重なる」と、高津

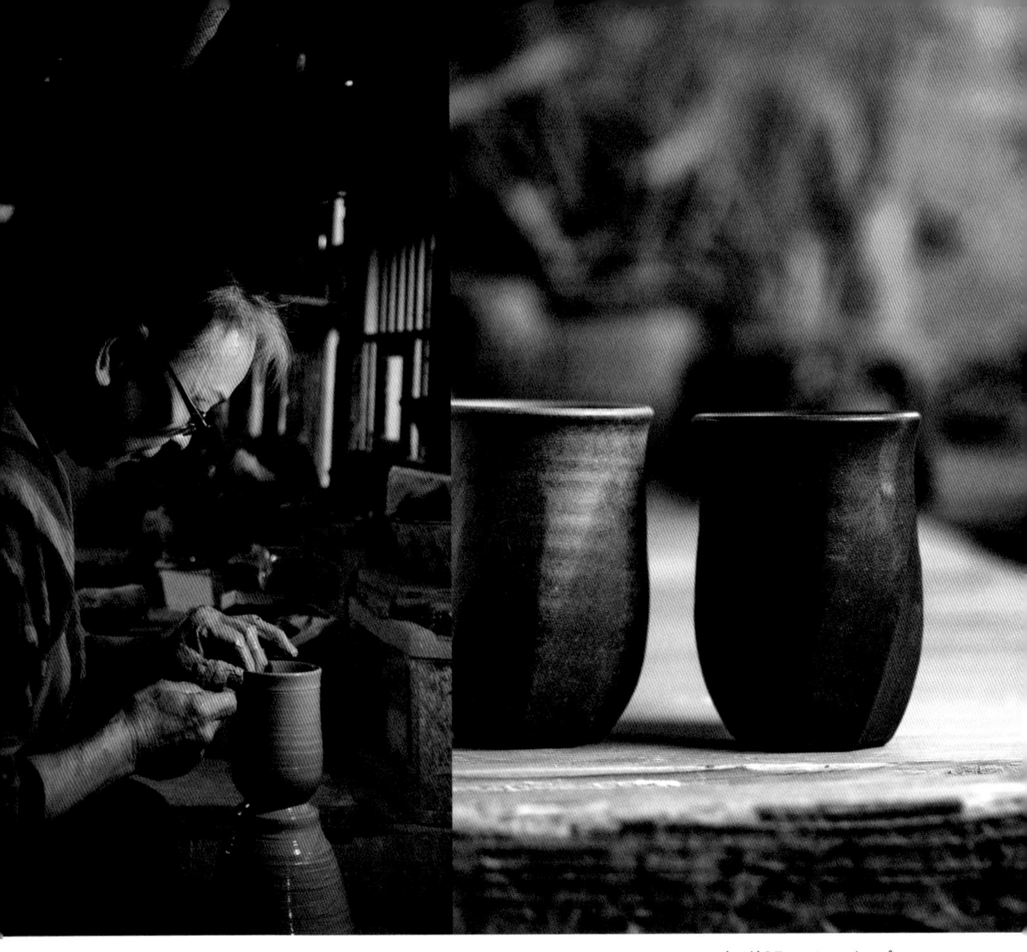

「柔らかい手首が必須ね」と、リズミカルに蹴り
ロクロを回し、器を成形する佳子さん

左が新品のビールカップ、
右は〝熟成〟し艶の出たもの

高津 庵地焼の擂り鉢は、当たりが滑らかなんですよね。ゴマにしろ長芋にしろ、擂ったものは舌触りも滑らか。

佳子 柔らかい焼き物だと使い込むうちに目が取られていくけど、庵地焼は硬いから、目が取られるほどになるには、もっともっと使い込まないと。焼き物にはあんまり使わない言葉だけど、私は「熟成する」って言ってます。今はね、道具を使う皆さんが、自分の手で熟成させるものだということを知らないのね。だからモノに愛着が湧かない。自分自身の感覚が分からないから、道具を選べないし、生かせない。それはとても残念に思います。

高津 庵地焼は土づくりから、すべて手づくり。部分的にでも機械化を考えたことは？

麗子 次から次へと作業をするその流れの中に、これまでと違うものが入ると違和感があるんですよ。だから工房も、昔のままの動線や間取りでやっています。土は100％庵地の土で、釉薬の原料は欅（けやき）の灰汁（あく）。限られた資源ですから、大切に使っています。

佳子 私たちが品物に関して一番言われたくないのは、「女だからこの程度か」というこ

手前／面取醤油差し(蓋付き)、
中央／面取湯呑、奥／焼き〆ビールカップ

「庵地焼の面取り（八面体）は、包丁で目分量で切ります。少し歪むくらいが面白いし、あったかみがある。（佳子）」

と。私は10代で県外の窯元に修業に行きましたけど、その当時でも、うちのように水簸（すいひ）して作陶している所はほとんどなかったと思います。うちは１４０年以上にわたり、土にしろ釉薬にしろ、純粋でシンプルな材料で作り続けている。いわゆるガラパゴス化ね（笑）。でも、だから守ってこられたし、使う人からも守られてきたんだと思います。

高津 ざる鉢という楕円形のお皿は、まさに簡略化された美ですね。

聖子 うちで唯一、石膏型を使ったものよね。８００ｇの1枚の粘土を、手の感覚だけで型に詰めて成型する。昔、うちに職人さんがいた頃からの製品だから、60年前にはあったわね。

佳子 ざる鉢はカレー皿にしても最後まできれいにすくえるし、柿の種なら鉢の縁を使って気持ちよくつかめるんですよ。

高津 機能は結局、所作の美しさにつながる、と。

佳子 庵地焼のコーヒーカップは飲み口が垂れないとか、ご飯茶碗も米粒が付かないとか、いろいろお客様から褒めていただきますが、私たちには当たり前のこと。技術があれば無駄なことを省けるから、美を追いかけているわけじゃないけど、自然ときれいな形になる。庵地焼ってどういう窯ですか？と聞かれたら、「正統派の窯です」と答えます。誰の目にも触れないけど、時間や手間のかかる原土からの土づくりや、土揉みといった下処理が一番大事。そこでしんどいからと手を抜くと、ロクロに座ったときに倍以上の手間がかかるんです。「手作り」って、ただ手で作っているだけじゃない。人様からお金をもらう仕事は、〝ここらへんのレベルまでいって〟の手づくりの話ですからね。

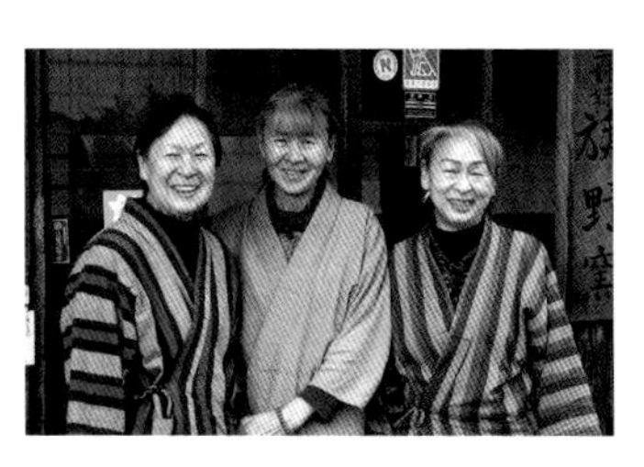

庵地焼 旗野窯

明治11（1878）年創業。昭和30年代に、洗練された面取り技法と漆黒の釉薬を用いた「庵地黒」を創出し、越後の民窯「庵地焼」として全国に名を馳せる。別名「3姉妹の窯」。写真左から長女麗子さん、三女聖子さん、四女佳子さん。

初夏の薬膳

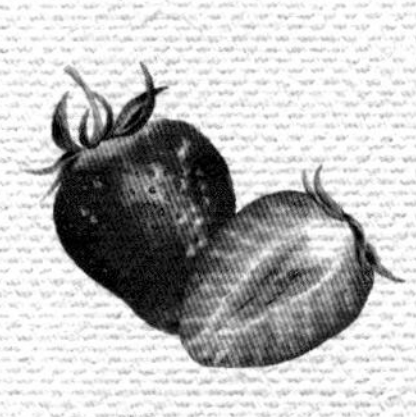

陽のエネルギーが高まり、
血流が促進されて巡りが良くなる、
心地よい季節。
ただ、身体の調和が図られないと
陽氣の勢いに付いていけず、
精神不安定にも陥りやすくなります。
「氣血同源」といい、
氣は血の巡りがあってこそ
渋滞せずに巡るもの。
氣の巡りを高める食材で
心の疲労を除きながら、
血液浄化を推進します。

初夏に起こりやすい不調

心の揺らぎ、ストレスを感じやすい、血行不良
⇒ 血液の質が落ちて、「心」の動きが鈍っているかも？

初夏薬膳のポイント

●氣を巡らす
《食材例》柑橘類、ジャスミン茶、ミント、玉ネギ、ピーマン

●心の状態を安定させる
《食材例》紅ナツメ、プルーン、干し百合根(ゆり)、蓮(はす)の実、セロリ、ワカメ、納豆、バジル

●体内にこもる熱を冷ます
《食材例》トマト、ドライトマト、ツルムラサキ、緑茶、緑豆、ソバ、苺

ほかに、氣血を巡らせるために、胃腸を丈夫にすることも大切。また入梅前は、牛肉やもち米など、体内に「湿」を呼ぶものは避ける。

初夏の五味調和

「心」に作用する「苦味」を中心に据えて、「辛味」や「鹹味」と調和を図る。

《 苺酢豚 》

材料（2人分）

豚肩ロース肉 … 200g
苺 … 120g　半量はみじん切り、半量は縦割り
玉ネギ … 100g　好みの切り方で
天日塩、黒胡椒 … 適宜
米粉 … 大さじ2
米油 … 大さじ2

〈合わせ調味料〉

Ⓐ
- バルサミコ酢 … 30mℓ
- 純米酢 … 30mℓ
- 醤油 … 大さじ1.5
- アガベシロップ … 大さじ1　※きび砂糖でも可

作り方

①豚肉は3cmの角切りにし、天日塩・胡椒を振って馴染ませる。肉に米粉をまぶし、温めたフライパンに米油を引き、表面を焼く。
②豚肉をフライパンから取り出し、余分な油をふき取り玉ネギを炒める。表面に火が通ったらⒶとみじん切りの苺を加え、ひと煮立ちしたら豚肉を入れ、ふたをして煮る。
③煮汁がなくなりかけたら半割りの苺を加え、全体にさっとからめる。

ポイント

加熱によって増える食物繊維のペクチンと脂肪分解酵素の効果で、胃腸に負担をかけない酢豚に。酵素を活かすため、苺の半量はあまり加熱しない。

Pick up！

◆特徴を知って活かそう「苺」

冬場から市場に並ぶ苺ですが、本来の旬は初夏。

薬膳的にも、身体を潤して、体内にこもる熱を冷ましてくれる作用が高いので、陽気が高まる5〜6月ごろに適しています。

苺に限らず近ごろの果物は、「甘酸っぱい」ではなく「甘い」味覚に変わってきています。現代人の食生活が、解毒を担う肝に負担をかけている影響かもしれません。

氣血の巡りを高めるためにも、甘味に偏らないよう、酸味との調和を意識したいものです。

・苺に含まれる酸味成分と効能
クエン酸／血流促進、ミネラルの吸収を高める。
リンゴ酸／抗炎症、活性酸素抑制。

・冷え性の人や、水様の鼻水症状時は控えめに。

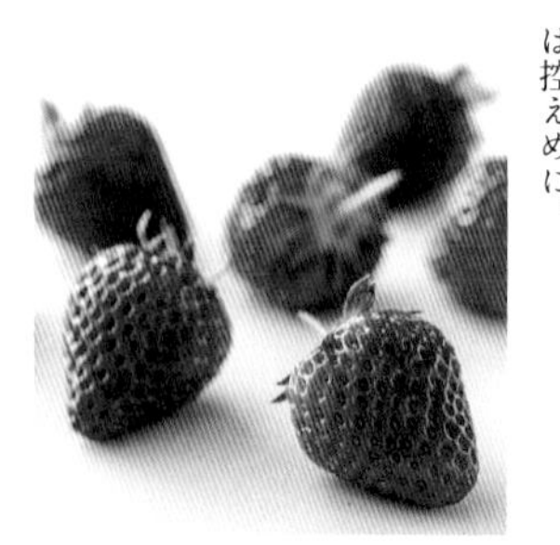

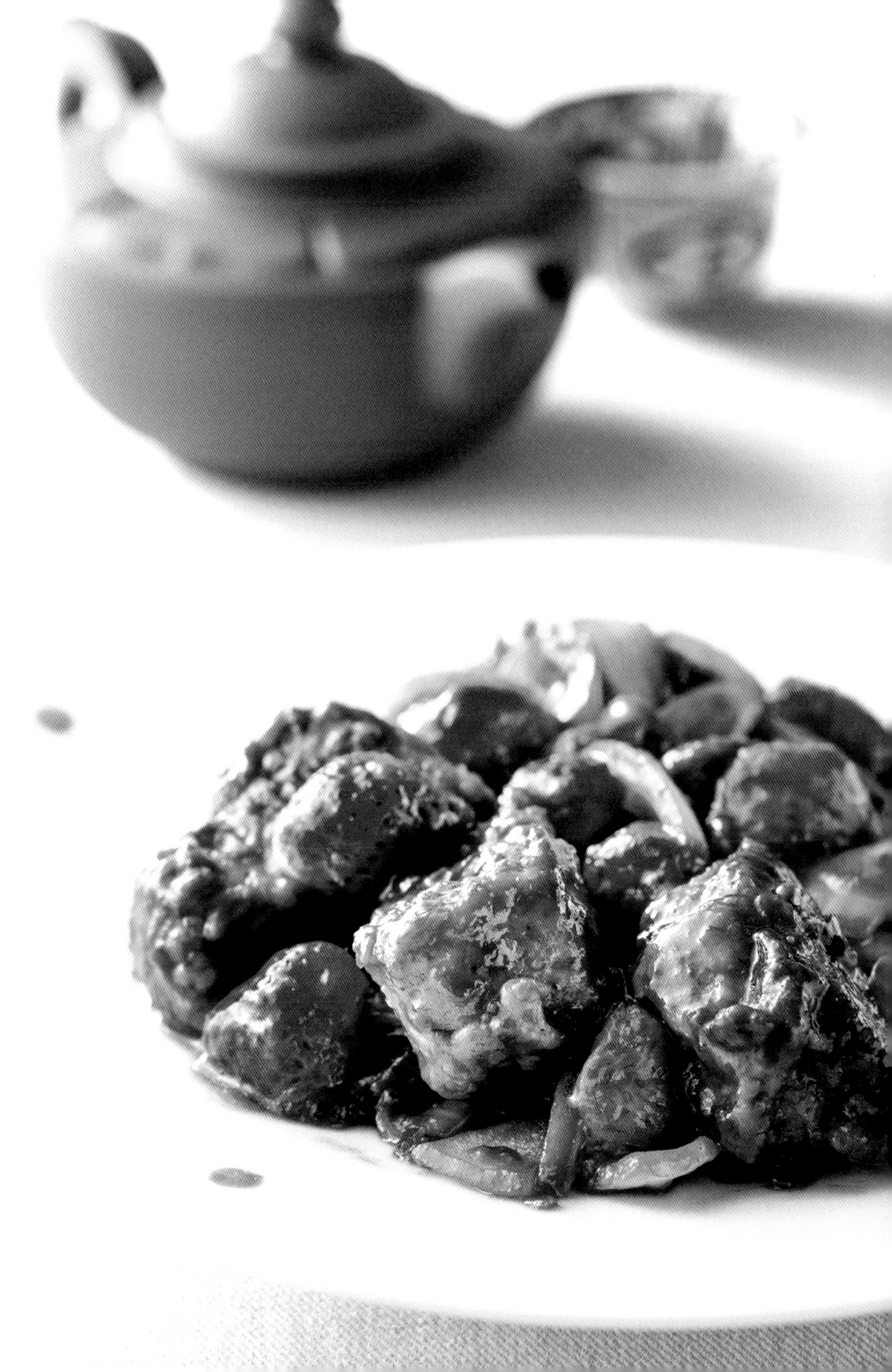

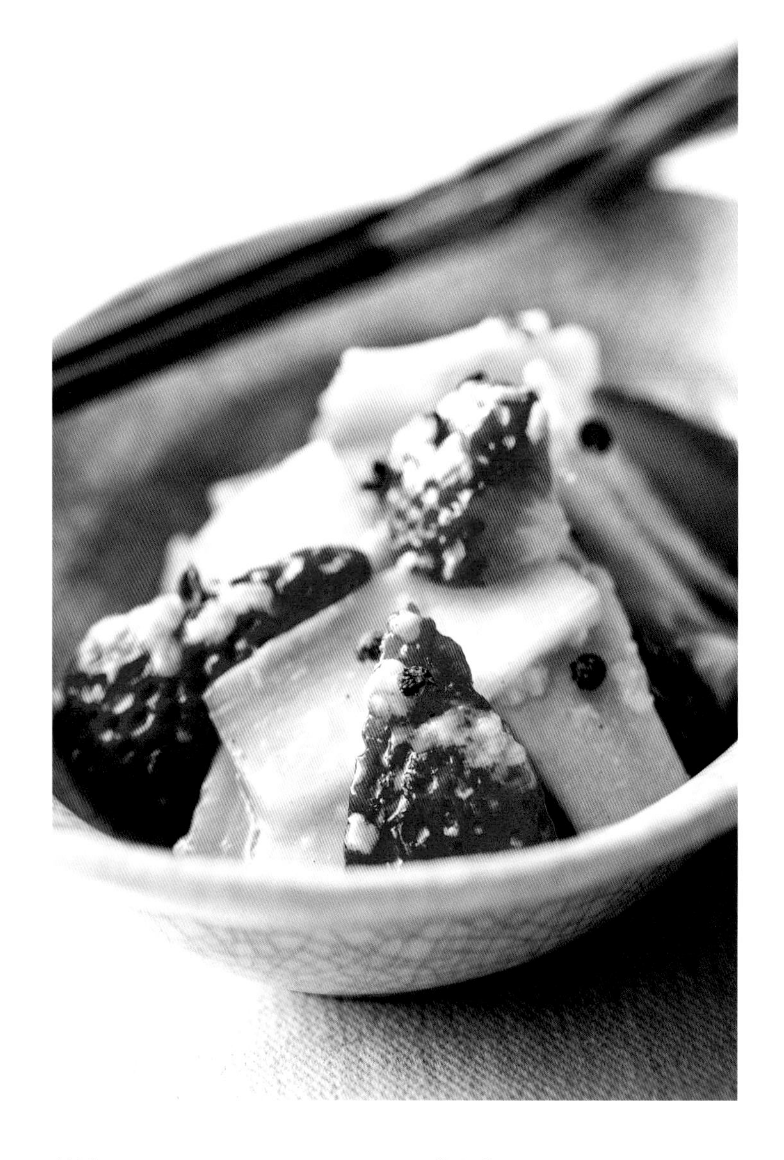

≪ウドと苺の甘酒和え≫

材料（4人分）

苺…60g　縦に半割り
ウド…100g

Ⓐ
- 甘酒…大さじ2
- EXVオリーブオイル…大さじ1
- 粉山椒…小さじ1/2
- 天日塩…小さじ1/2

作り方

①ウドは皮を剝いて5cm長さの短冊切りにし、酢水（分量外）に浸して水気を切る。
②ボウルに❶と苺を入れてよく混ぜ合わせ、Ⓐを加えて和える。

ポイント

温熱性の山椒と合わせて、涼性の苺と調和。のぼせ体質の人向けや、汗ばむ陽気の日ならば山椒をミントに替えるとよい。

《梅醤(うめしょう)スルメおこわ》

材料（4人分）

炙りスルメ … 1枚　5mm幅に割く
梅醤 … 大さじ2　※梅醤の作り方は17ページ参照
米 … 1.5合
もち米 … 0.5合
昆布 … 5cm角1枚
あおさのり … ひとつかみ　軽く炙って揉み砕く

ポイント
虚弱体質の改善や疲労回復に役立つスルメ。咀嚼を促すご飯にすることで、消化器官強化にも役立つ。

作り方

①昆布は50mlの水でひと煮立ちさせ、梅醤と合わせてスルメを浸す。
②米、もち米、❶の昆布を細切りにして炊飯する。
③❶のスルメを5mm角に切って、漬け液ごと粗熱の取れたご飯に加え、よく混ぜ合わせる。盛り付けてあおさのりを添える。

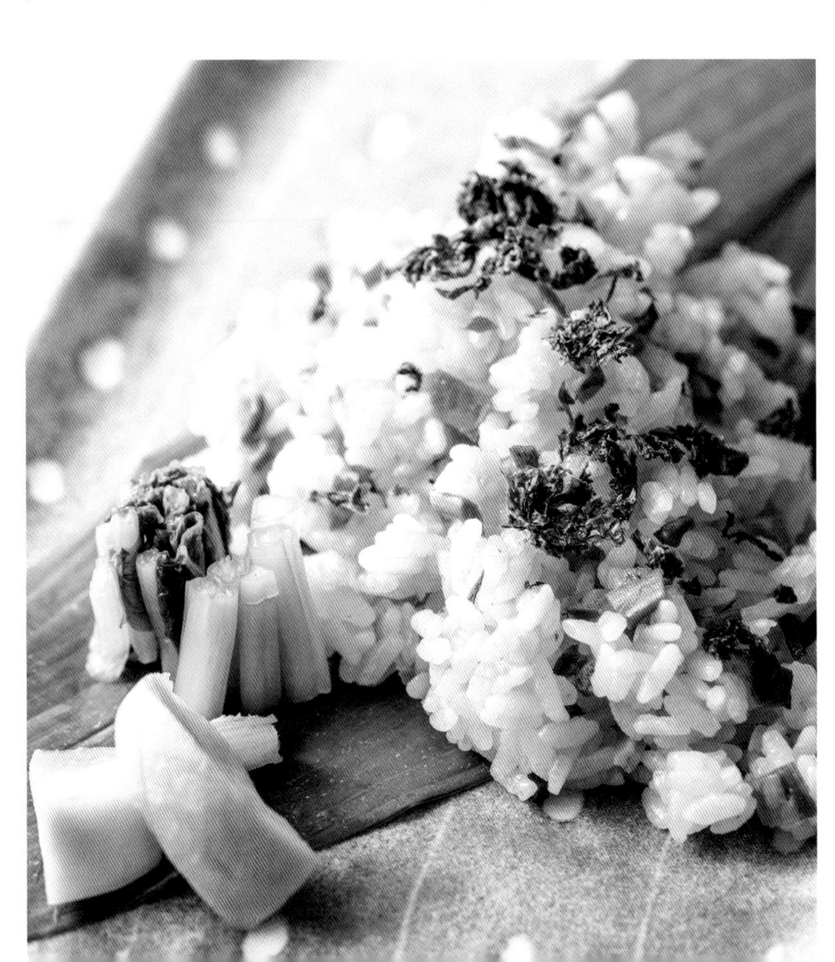

《鶏もも肉のソテー 蓬(よもぎ)オイルソース》

材料（4人分）

〈鶏もも肉のソテー〉
鶏もも肉 … 1枚
塩麹 … 大さじ1
胡椒、米粉 … 適宜
Ⓐ 醤油 … 大さじ2
　 アガベシロップ … 大さじ1.5　※みりんで代用可
米油 … 適宜
付け合わせ／蕪(かぶ)、紫玉ネギ … 各1個

〈蓬オイルソース〉
Ⓑ 蓬粉 … 大さじ1
　 EXVオリーブオイル … 大さじ2
　 塩麹 … 小さじ2

作り方

①鶏もも肉は皮目をフォークで刺し、塩麹を満遍なくまぶし付けてから胡椒を振り、30分ほど置く。フライパンに米油を引いて皮目から焼き、片面を返したらⒶを加え、スプーンで鶏肉に調味料をかけながら火を通す。
②Ⓑを混ぜ合わせる。
③野菜は食べやすい大きさに切り、蒸し器で2分蒸す。粗熱が取れたら軽くソテーし、塩、胡椒を振る。
④肉と野菜を盛り付け、❷をかける。

ポイント
脾胃を温め氣力を増し、体力回復に役立つ鶏肉。血液浄化、水の巡りを良くする蓬と組み合わせ、梅雨に備える。

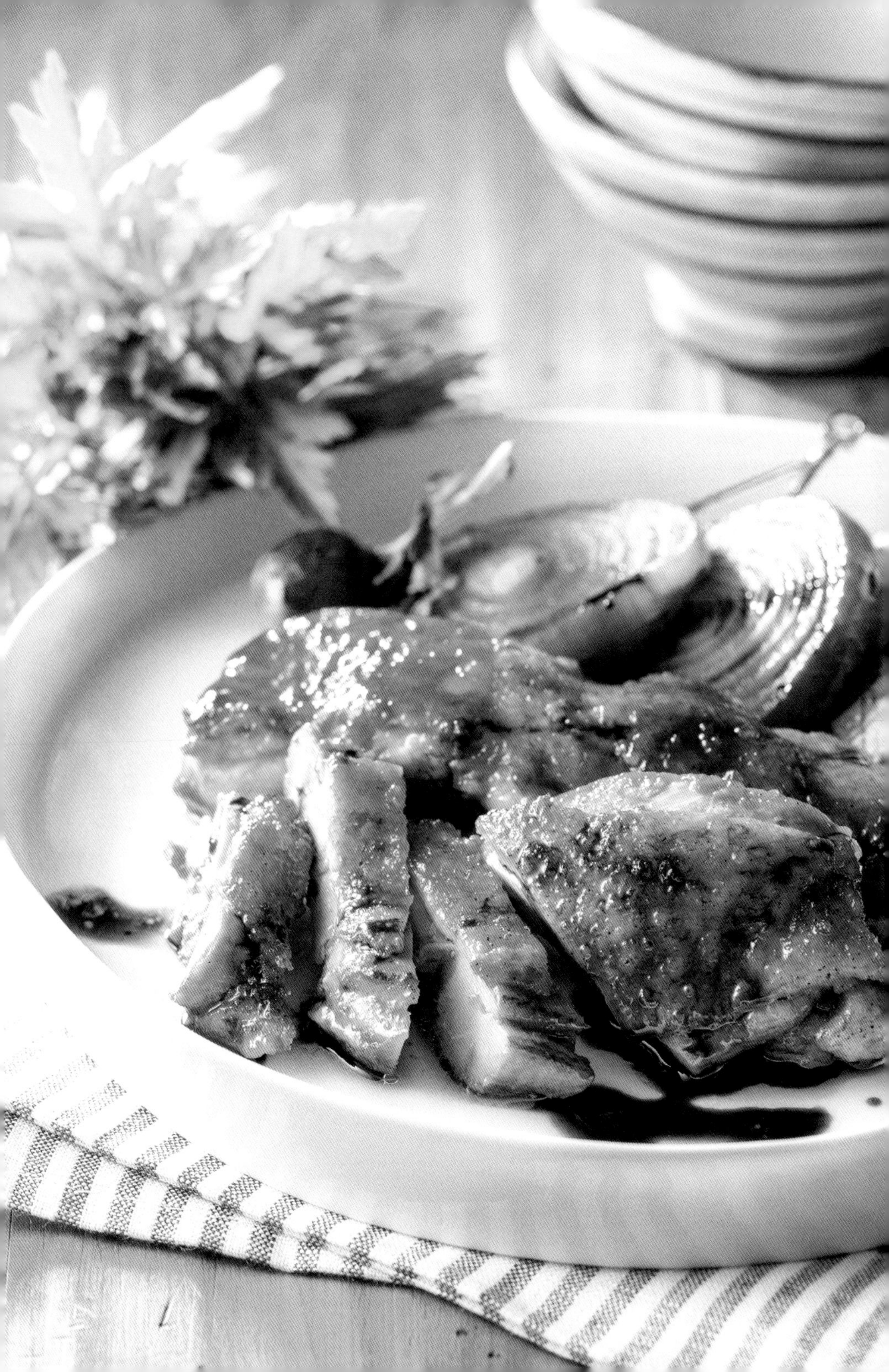

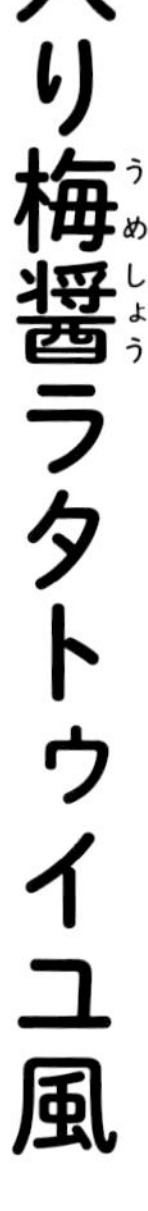

材料（4人分）

- Ⓐ
  - パプリカ … 1個
  - ズッキーニ … 1本
  - ピーマン … 1個
- 玉ネギ … 中1個
- ※以上すべて1.5cmの角切り
- 蓮の実 … 30g
- ニンニク … 1片　軽くつぶす
- タイム(生) … 3～4本
- Ⓑ
  - 昆布 … 5cm角1枚
  - 梅醤 … 大さじ1
    - ※梅醤の作り方は17ページ参照
  - 玄米味噌 … 大さじ1
- 叩いた梅干し … 1個分
- 米油 … 大2

作り方

①蓮の実は一晩水に浸してから、ひたひたの水で20分煮る。

②フライパンに米油、ニンニク、タイムを入れて火にかけ、香りが立ったら玉ネギを入れて塩少々で炒める。続いてⒶを加え炒める。

③野菜に火が通ったら、❶と150㎖の水に浸しておいたⒷを加えてふたをし、中弱火で10分煮る。

④ふたを外して、木べらで回しながら余分な水分を飛ばし、仕上げに梅干しを加え、混ぜ合わせる。

ポイント
氣の巡りを高める野菜と蓮の実で、心穏やかに。

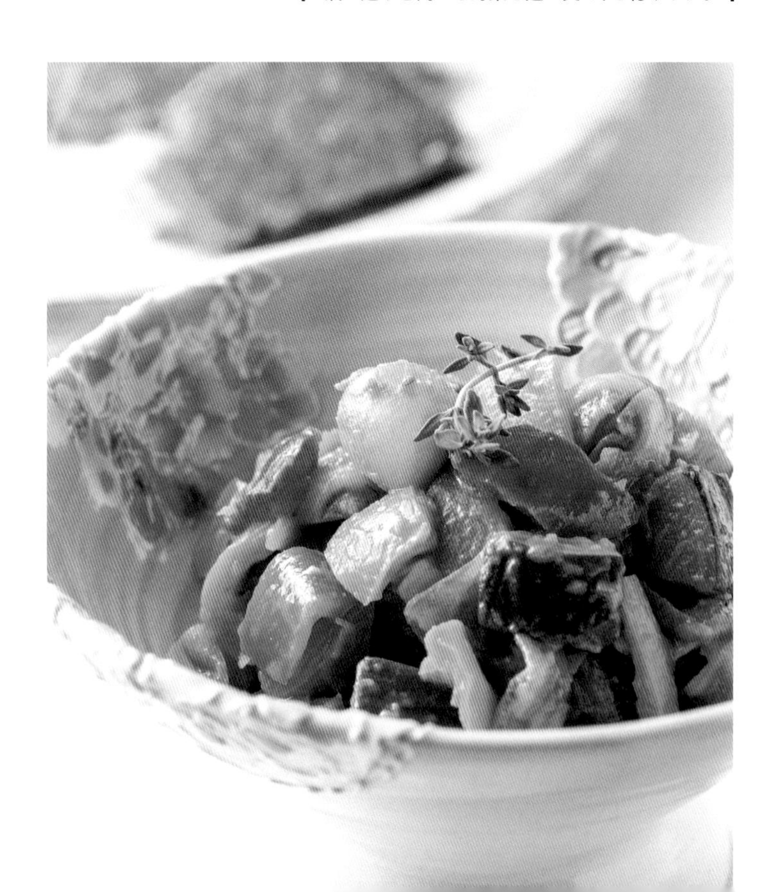

初夏

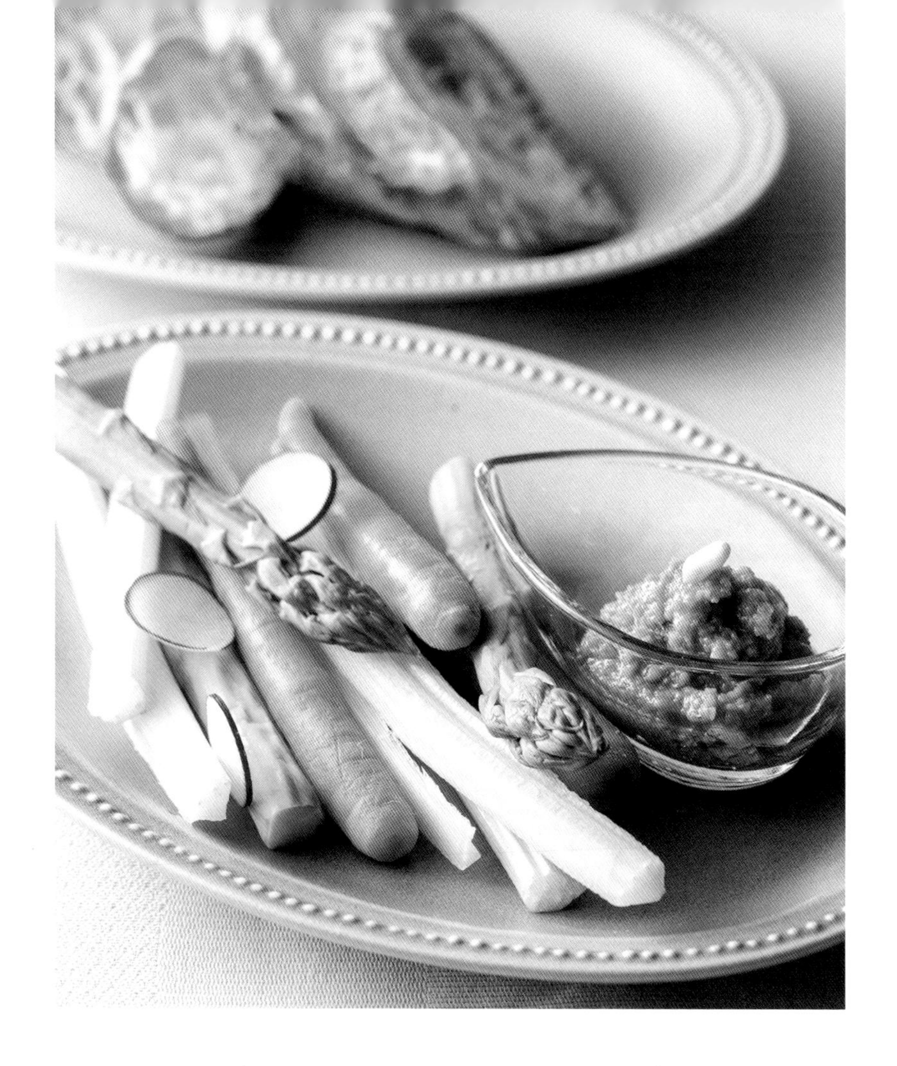

《 梅醤(うめしょう)ディップ 》

材料（4人分）

梅醤 … 大さじ1
　※梅醤の作り方は17ページ参照
松の実 … 50g
付け合わせ／バゲットの他、
野菜はお好みで

作り方

①松の実は、すり鉢で油分が出るまですりつぶす（フードプロセッサーにかけてもよい）。
②梅醤を❶に加え、よく混ぜ合わせる。

ポイント

呼吸器系統の強化に役立つ松の実と、梅醤のみで仕上げる免疫力向上の調味料。

《 蓮(はす)の実ご飯 》

材料（4人分）

米… 2合

Ⓐ［蓮の実… 30g　一晩水に浸す
　 乾燥紅ナツメ… 10粒程度　種は取る

天日塩… 小さじ1

作り方

①炊飯釜に米と分量の水(蓮の実の戻し汁を含む)、天日塩を入れて、Ⓐをのせて炊く。

ポイント

蓮の実も紅ナツメも精神安定効果があり、氣の揺らぎ時におすすめ。また蓮の実は、ビタミンB1効果で、糖代謝を促してくれる。

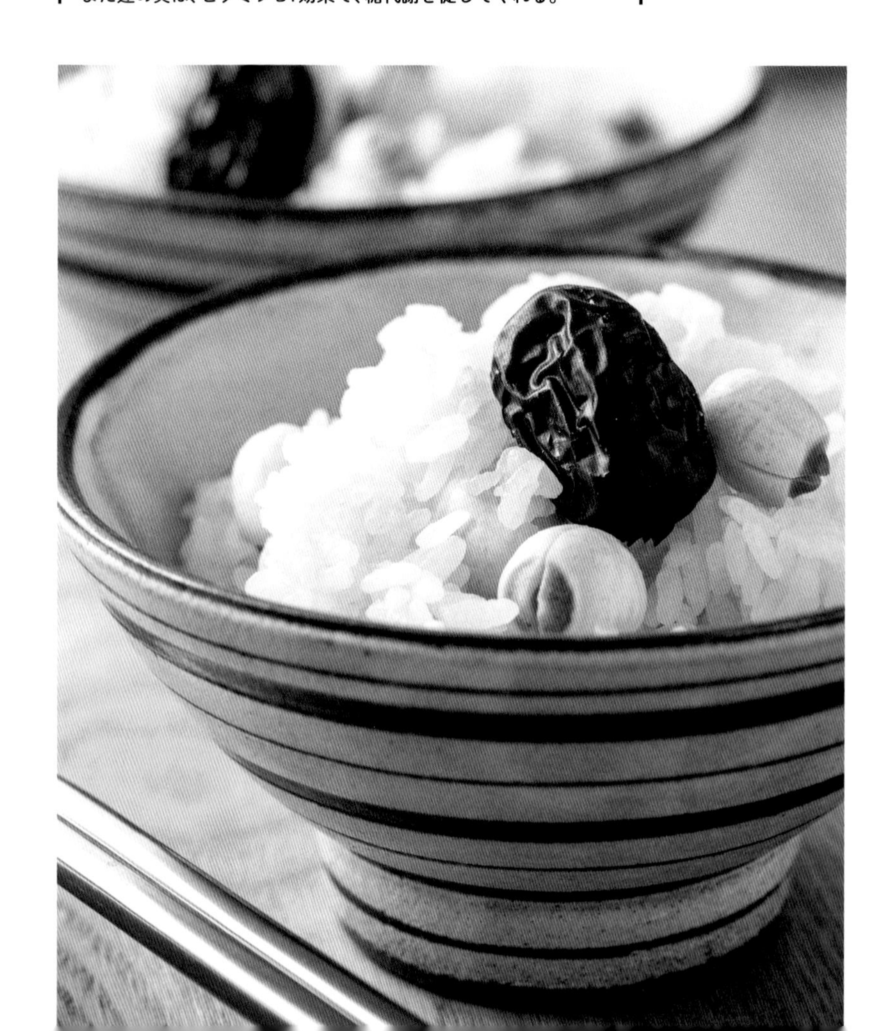

あなたは
どの
タイプ？

15ページ参照

【 氣血水 簡単体質チェック 】

6つのタイプごとに、
簡単にセルフチェックできる項目が3つずつあります。
あてはまる項目が多いグループで診断してください。
※混合型もあります。

チェック項目	体質	対策
□ 疲れやすい □ 冷えやすい □ 食欲減退	氣虚 （氣不足）	補氣食材を積極的に摂り、消化吸収力を高める。 冷たい飲食、生もの、脂っこいものは避ける。
□ 怒りっぽい □ 精神不安 □ 腹部膨満	氣滞 （氣の滞り）	香りのあるものを摂ったり、よく噛むことで氣の巡りを高める。のぼせ症状のある時は、辛味を控え、腹部膨満の場合は、芋・豆類を控える。
□ 立ちくらみ □ 不眠、多夢 □ 爪が割れやすい	血虚 （血不足）	血を造る赤色黒色食品を積極的に摂る。 冷たい飲食、生もの、脂っこいものは控える。
□ 肩凝り、頭痛 □ 関節痛 □ シミ、吹き出物	瘀血 （血の滞り）	浄血作用のあるもので、血行促進を図る。 脂っこいもの、甘いものは控える。
□ 毛髪や肌の乾燥 □ 足のほてり、のぼせ □ 口が渇く	陰虚 （水不足）	白色食材などで、体内水分を滋養する。 辛味温熱性のものは控える。
□ むくみ、水太り □ めまい、耳鳴り □ 痰が出る	水滞 （水の滞り）	利尿作用のある食材で、水分代謝を高める。 甘いもの、冷たい飲食、果物、肉類、魚卵は控える。

長夏の薬膳

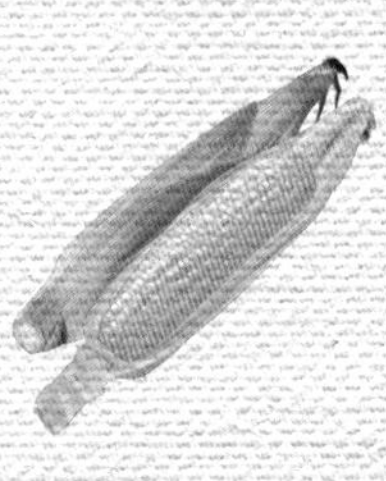

梅雨・猛暑・残暑の
時節をまとめて「長夏」。
入り口の梅雨時は、
「湿」に侵されやすい時節。
「湿」は、「熱」にも「寒」にも
容易に結びつくので、
夏バテや夏冷えの
要因になってしまいます。
湿をいかに排し
水分代謝を高めるかが、
夏以降の健康状態を大きく左右します。
長夏は、自然界の「土」にあたる
人体の「脾胃」を養生することが肝要で、
特に消化吸収力を
強化したい季節です。

長夏に起こりやすい不調

むくみ、身体が重だるい、消化不良
⇒ 体内に余分な水が滞り、脾胃のはたらきが停滞しているかも？

長夏薬膳のポイント

●水分代謝を促す
《食材例》瓜類、海藻類、はと麦、蓬、茄子

●脾胃を労わる
《食材例》穀類、豆類、干し椎茸、紅ナツメ

●氣を益す
《食材例》イワシ、イカ、タコ、南瓜、ジャガイモ

●発汗を促す
《食材例》シソ、ネギ、生姜、シナモン、本葛、菊花、ハッカ

長夏の五味調和

食材の持つ自然な甘味で、脾胃強化を図る。緩和作用のある甘味は「湿」の停滞も招くので、辛味と合わせて調和を図る。

《鮮魚のソバの実餡焼》

材料（4人分）

トビウオ（生）… 2尾　※生鮭でも可
ソバの実 … 40g
Ⓐ
- アーモンド … 40g　粗みじん切り
- クミンパウダー … 小さじ1
- 醤油 … 小さじ2
- 純米酒 … 大さじ1
- 塩麹 … 大さじ1
- 本葛粉 … 大さじ1

Ⓑパセリ … 適宜　みじん切り
天日塩 … 小さじ1/2
胡椒、米粉、米油 … 適宜

作り方

①〈ソバの実を炊く〉ソバの実をフライパンで乾炒りし、水150mℓと天日塩を加え、ふたをして強火にする。沸騰したら弱火にし12分ほど炊き、火を止めて蒸らす。

②〈ソバの実餡〉❶のソバの実とⒶを混ぜ合わせる。

③3枚におろして塩・胡椒をしておいたトビウオに、米粉をまぶして米油で焼く。片面を返したら❷の餡を身の上にのせて蒸し焼きにし、仕上げにⒷを振りかける。

ポイント

ナッツやソバの実の食感に、スパイスの香りを添えて氣の巡りを高める。ソバの実は涼性なので、温性のクミンやパセリで調和を図る。

Pick up!

〈本書のレシピに登場する五穀の効能〉

	五性	効能・成分
はと麦	涼	補氣、むくみ解消、解毒、美肌、脂質の代謝促進。アミノ酸の構成が良い。
ソバの実	涼	脂肪の吸収抑制、食べ過ぎ時など未消化物の消化促進に役立つ。食物繊維、ルチンが豊富。
もち粟	涼	補氣、消化が良い。ビタミンB1や、食物繊維、鉄、マグネシウムが豊富。
もちキビ	平	補氣に良い。食物繊維、カルシウム、マグネシウム、鉄分、亜鉛、タンパク質が多い。
トウモロコシ	平	身体を冷やさずに利尿、むくみ解消。食物繊維、リノール酸が豊富。「ひげ」もぜひ活用を。
小豆	温	腎トラブルやむくみを解消。ビタミンB1、ビタミンB2、食物繊維が豊富。

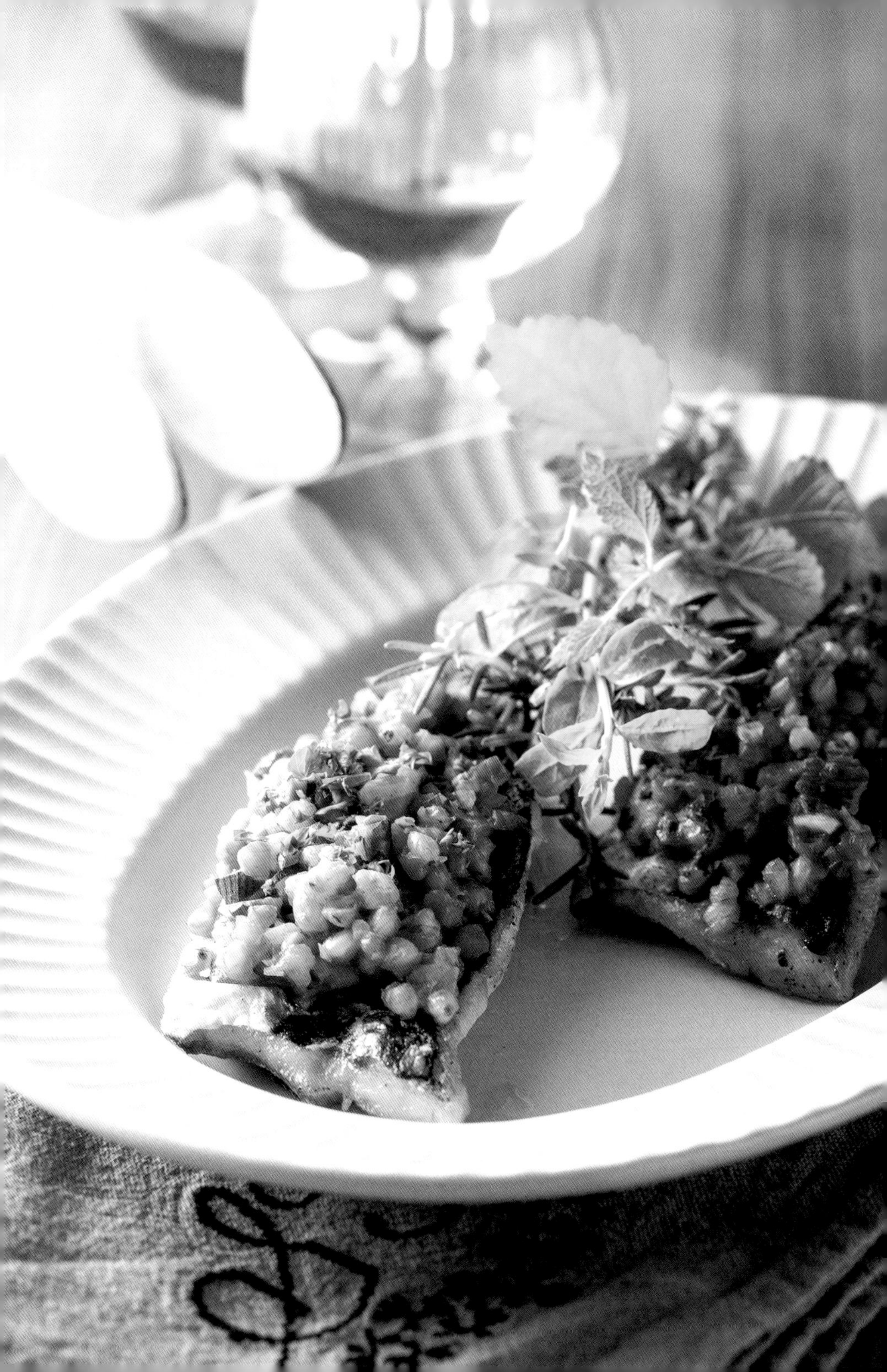

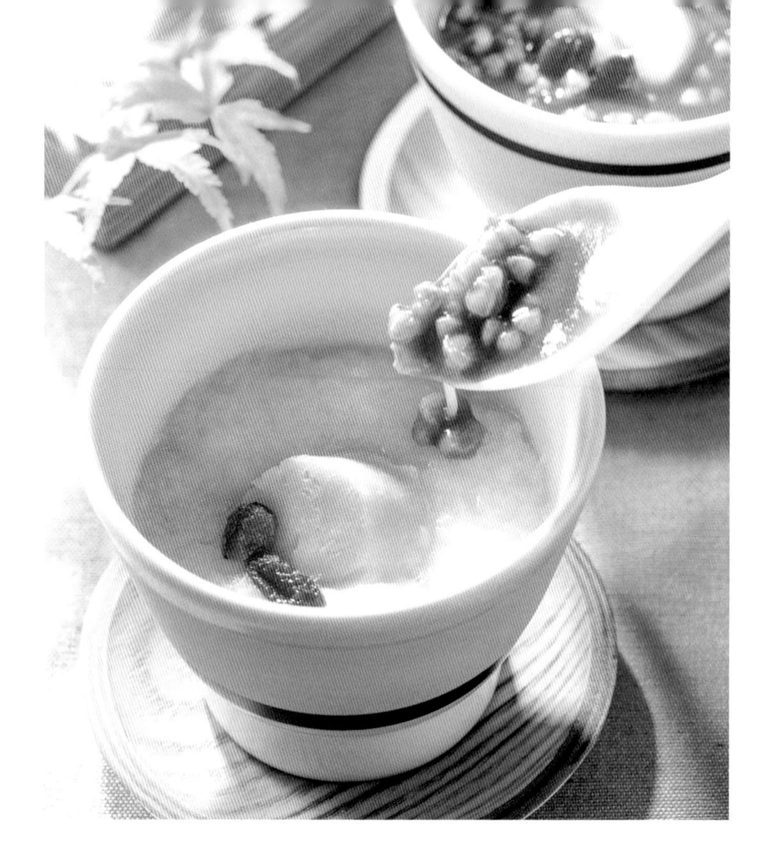

≪長芋茶碗蒸し ソバの実の銀餡掛け

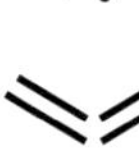

材料（2人分）

長芋 … 160g
　皮を剝いてすりおろし、天日塩を少々加えて混ぜ合わせる

Ⓐ
- 帆立貝柱（生）… 2個
　純米酒小さじ1をまぶす
- クコの実 … 4粒

〈ソバの実の銀餡〉

ソバの実 … 30g

Ⓑ
- 昆布粉末 … 小さじ1/2
- 水 … 70㎖

Ⓒ
- 醤油 … 大さじ1
- みりん … 小さじ2
- 純米酒 … 大さじ1
- 塩 … 少々

ソバ粉 … 小さじ2

作り方

①〈長芋茶碗蒸し〉器にすりおろした長芋を入れてⒶをのせ、蒸し器で8分ほど蒸す。

②〈ソバの実の銀餡〉ソバの実はさっと洗い、水100㎖に天日塩少々を入れた鍋で、弱火で12分炊く。火を止めて10分蒸らしたらほぐす。Ⓑを合わせて沸騰させたら、炊いたソバの実、Ⓒを加えて味を調え、仕上げに同量の水で溶いたソバ粉でとろみを付ける。

③❶の茶碗蒸しに❷をかける。

ポイント

加熱した長芋は、氣を補ってくれ脾胃強化に役立つ。ソバの実は、水分を含むとぬめりが生じるが、大切な食物繊維なので流さず活かす。血流促進や脂肪の吸収抑制作用がある。

《ポークソテー ココアきな粉ソース》

長夏

材料（2人分）

豚ロース肉 … 100g × 2 枚
天日塩 … 少々
黒胡椒 … 少々
塩麹 … 小さじ 2
米粉 … 適宜
米油 … 大さじ 1

〈ココアきな粉ソース〉

Ⓐ
- 醤油 … 小さじ 1
- 赤バルサミコ酢 … 大さじ 2
- クランベリー（ドライ）… 10g

Ⓑ
- アガベシロップ … 小さじ 2
  ※きび砂糖でも可
- ココアパウダー … 小さじ 2
- きな粉 … 小さじ 2

〈付け合わせ〉
シシトウやトウモロコシ、
トマトなどお好みで

作り方

①Ⓐを合わせて 1 時間ほど漬け置く。水大さじ 2 を加えて火にかけ、Ⓑを入れてとろみが出るまで中火で煮立たせる。

②豚ロース肉は筋切りし、塩麹を満遍なく塗って馴染ませ、塩・胡椒を振って薄く米粉をまぶす。米油で両面に焼き色が付くまで中火で焼く。

③シシトウやカリフラワー、トウモロコシなど、旬の野菜をソテーする。皿に野菜、ポークソテーを盛り付け、❶のソースをかける。

ポイント
ココアとバルサミコ酢で氣血を流す。豚肉はきな粉と合わせることで代謝促進。

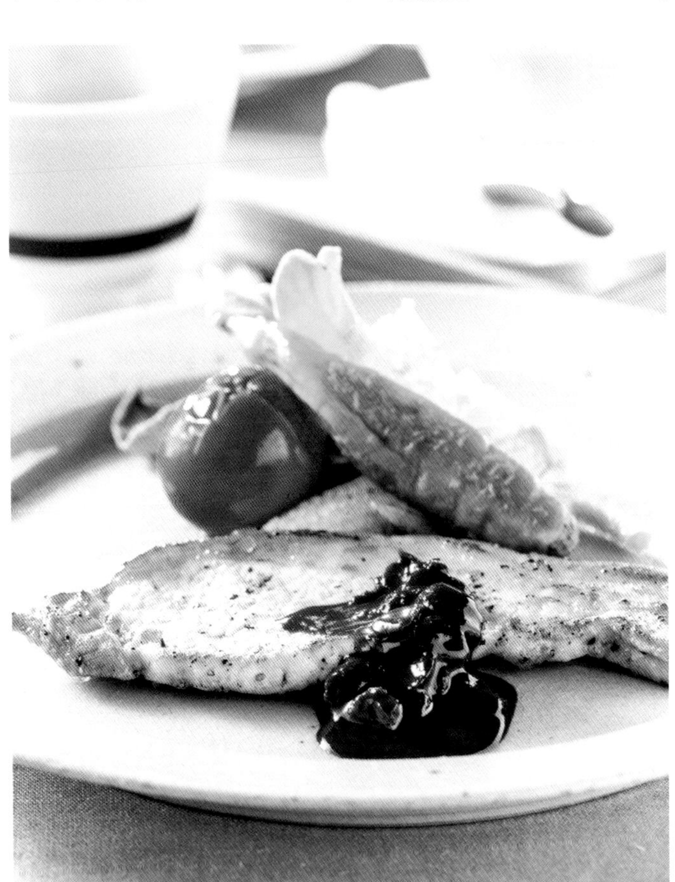

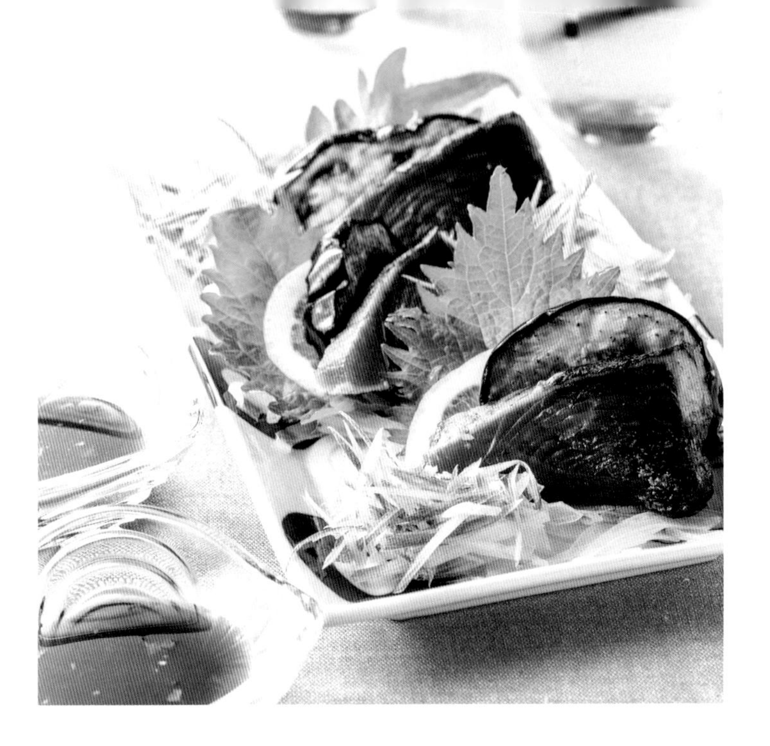

茄子と鰹のたたき

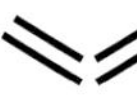

材料（4人分）

茄子… 2本　2cm厚さの輪切り
鰹のたたき…300g　1cm厚さのそぎ切り
玉ネギ…中1個　薄くスライス

Ⓐ
- ミョウガ… 2本　千切り
- 青ジソ… 4枚　千切り
- カイワレ大根… 1パック　根を落とす

米油…大さじ1

Ⓑ
- 生姜…30g　すりおろす
- ポン酢…大さじ3
- 醤油…大さじ1.5

作り方

①茄子は米油で両面を焼く。
②Ⓑを合わせてたれを作る。
③器に玉ネギ、茄子、鰹を盛りつけ、Ⓐを添えてⒷをかける。

ポイント

茄子と鰹の相乗効果で、むくみを解消。胃腸を元気にして夏バテ予防に。

Pick up!

◆薬味で調和 選び方のポイント

薬味にも薬膳の知恵を生かしましょう。体質・体調に合わせて選ぶことがポイントです。

・生姜（生）＝解熱、殺菌効果、むくみ解消。
（加熱）＝血行促進、体を芯から温める、新陳代謝促進。
（蒸してから乾燥させる「乾姜（カンキョウ）」）＝体の温め効果がアップ。
・玉ネギ＝血液浄化、健脾胃。
・ミョウガ＝体を温める。胃腸を冷えから守る。発汗作用で体表面の冷えを除く。
・青ジソ＝皮膚や粘膜の強化、抗酸化作用。胃液の分泌促進。冷えを除く。氣滞を解く。
・カイワレ大根＝食欲増進、消化促進。疲労回復。

◆こんなシーンに

冷房等で体表面が冷えているときに、ネギ（白い部分）、ミョウガ、青ジソ。
血の巡りの改善や冷えによる腰痛に、ネギ（白い部分）、玉ネギ、乾姜。
消化不良にはミョウガ、青ジソ、カイワレ大根、三つ葉。

≪茄子と鶏手羽元の柿の葉醤油煮込み≫

長夏

材料（4人分）

茄子 … 4本

鶏手羽元 … 12本

Ⓐ
- 生姜 … 50g　千切り
- 米油 … 大さじ1

Ⓑ
- 柿の葉茶 … 2g
  500mℓの水で煮出す
- 醤油 … 大さじ3
- オイスターソース … 大さじ2
- 純米酒 … 大さじ2
- みりん … 大さじ2
- てんさい糖 … 大さじ1.5

作り方

①フライパンにⒶを入れて火にかけ、生姜の香りが立ってきたら、皮目に斜めの切り込みを入れた茄子を焼く。皮目全体に火が通ったら茄子を取り出す。

②❶のフライパンに鶏手羽元を入れて表面が焼けたら、Ⓑを加えて中火で煮る。

③煮汁が半分以下になったら、茄子を戻して煮詰める。

ポイント

柿の葉は、煮出しても破壊されないプロビタミンCがたっぷり。鶏肉と合わせて造血に役立つ。茄子の有効成分クロロゲン酸は水溶性。水に浸さず、切ったらすぐに調理。

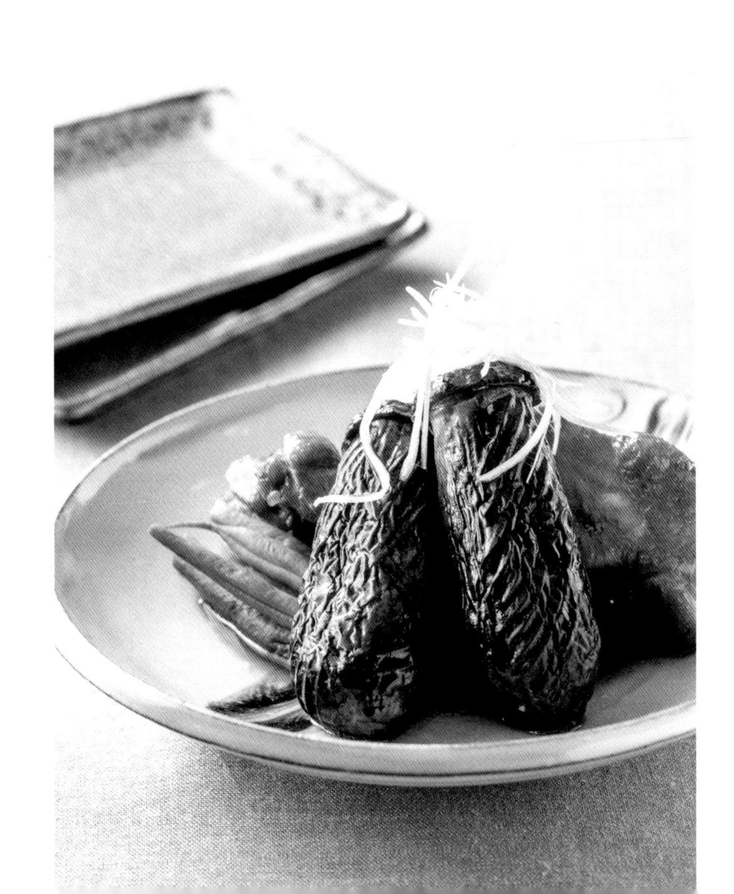

《 茄子のプルーン味噌信貴焼 》

材料（4人分）

丸茄子 … 2個
米油 … 大さじ2

〈プルーン味噌〉
エビ … 4尾　蒸して横にスライス

Ⓐ
- 米味噌 … 大さじ2
- プルーン … 70g　みじん切り
- 本葛粉 … 小さじ2　同量の水で溶く

炒り胡麻（白）… 適宜

作り方

①Ⓐをよく混ぜ合わせておく。
②縦半分に切り、表裏に隠し包丁を入れた茄子を、内側の面から米油で焼く。面を返したら❶の味噌を全面に塗り、上にエビをのせる。ふたをして蒸し焼きにし、仕上げに胡麻を振りかける。

ポイント
茄子は切ったらそのまま使い、抗酸化成分を活かす。蒸し暑い時節におすすめ。

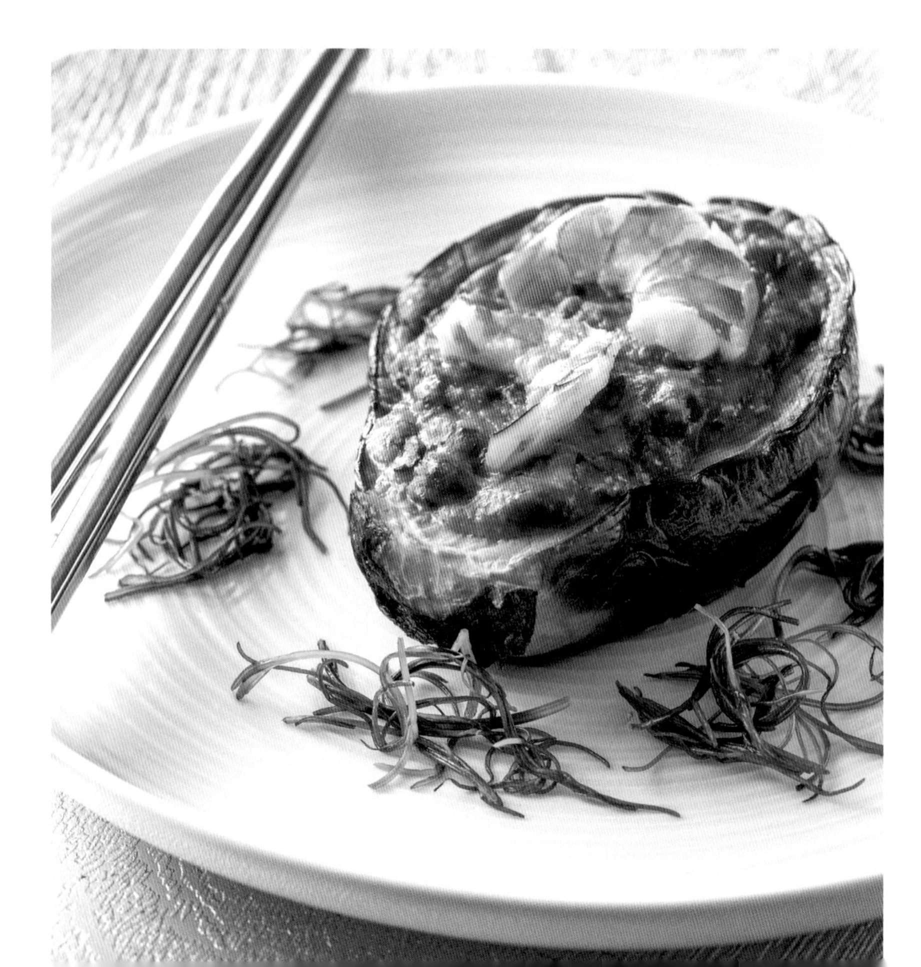

茄子の炊き込みご飯

長夏

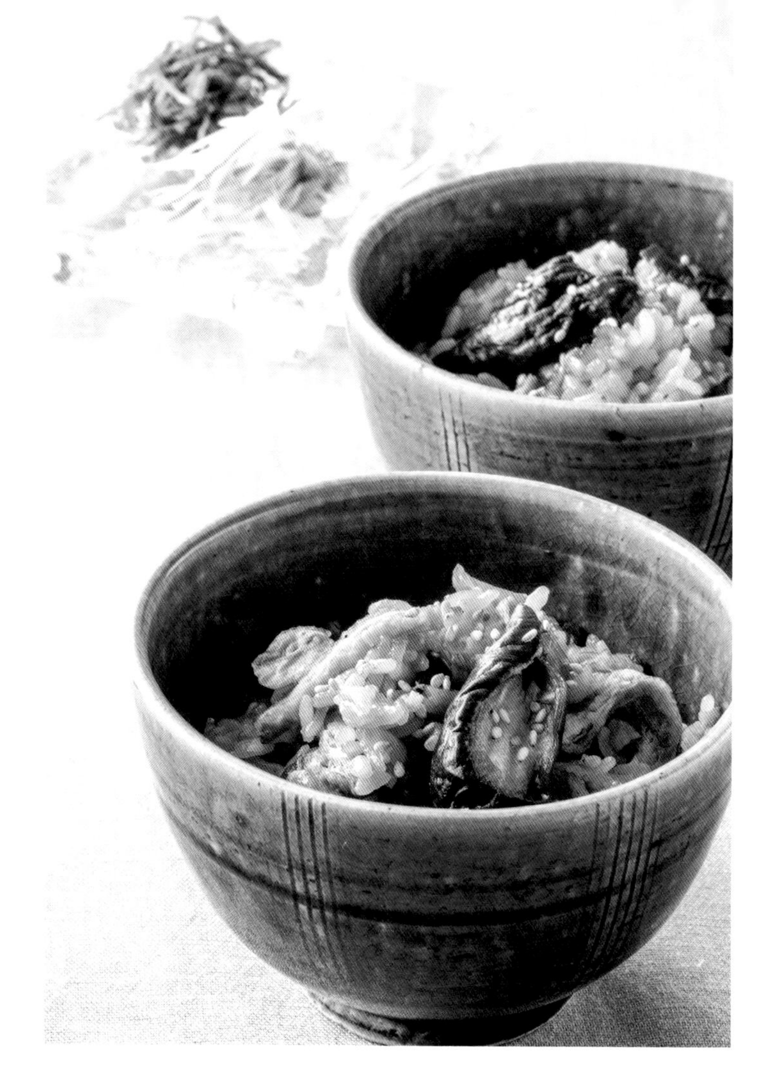

材料（4人分）

米 … 2合

Ⓐ
- 茄子 … 2本　1cm幅の斜め切り
- 油揚げ … 1枚　湯通しして細切り
- 人参 … 80g　3cm長さの細切り
- 生姜 … 20g　みじん切り

Ⓑ
- 醤油 … 大さじ2
- 純米酒 … 大さじ1
- みりん … 大さじ1

胡麻油 … 小さじ1

炒り胡麻（白） … 大さじ1

作り方

①炊飯釜に米とⒷを入れ、規定量の水を張り、Ⓐをのせ胡麻油をかけて炊く。

②茶碗に盛り胡麻をかける。ミョウガや青ジソの千切りを添えるのもよい。

ポイント

茄子のポリフェノール「ナスニン」も水溶性。炊き込みご飯も効果的料理。人参や胡麻などからも抗酸化作用を得て、夏の細胞活性化に。

≪越の冷や出汁掛け もちキビ団子≫

長夏

材料（4人分）

もちキビ … 100g
あご（トビウオ）焼干し粉 … 30g
　※イワシ煮干しなどでも可
米味噌 … 50g
すり胡麻（白）… 60g
Ⓐ 干し椎茸 … 2個
　 昆布 … 8cm角1枚
おぼろ豆腐 … 1丁
Ⓑ 胡瓜 … 1本
　 青ジソ … 4枚
　 ミョウガ … 2本　※Ⓑはすべて千切り

作り方

①Ⓐを600mℓの水に一晩浸し、ひと煮立ちさせて冷ましておく。
②もちキビをよく洗い、30分ほど水に浸す。水気を切り、120mℓの水と鍋に入れ、ふたをして炊く（初めは強火で、沸騰したら弱火で約10分炊き、10分蒸らす）。粒が残る程度にこねて、一口大に丸める。
③あご焼干し粉、米味噌、すり胡麻を合わせてすり合わせ、❶のだしを少しずつ加えて混ぜ、冷やしておく。
④器に❷のもちキビ団子、おぼろ豆腐を盛り、❸の汁を注いでⒷを添える。

ポイント
夏の暑さで疲弊しやすい脾胃を労わる。

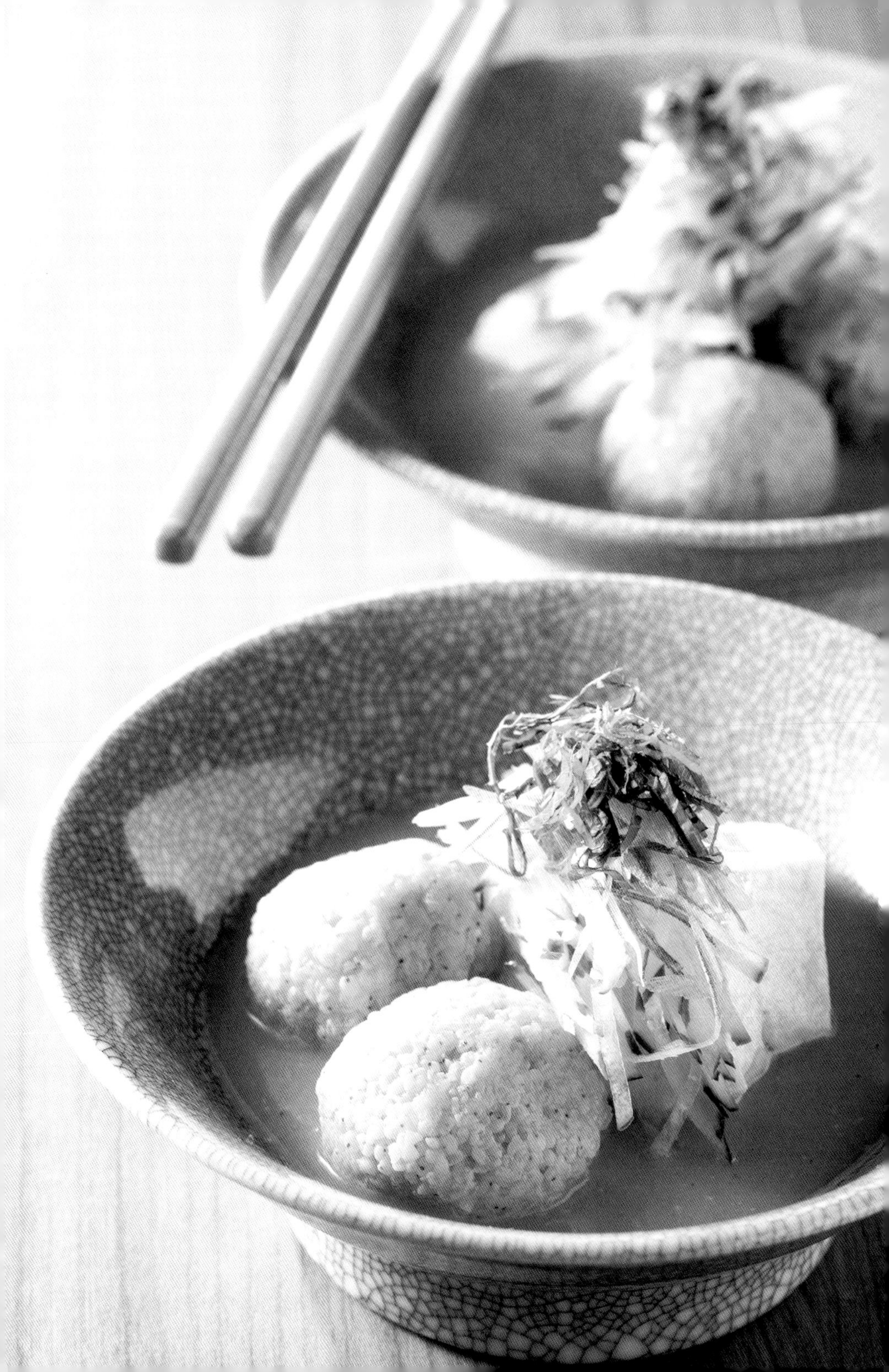

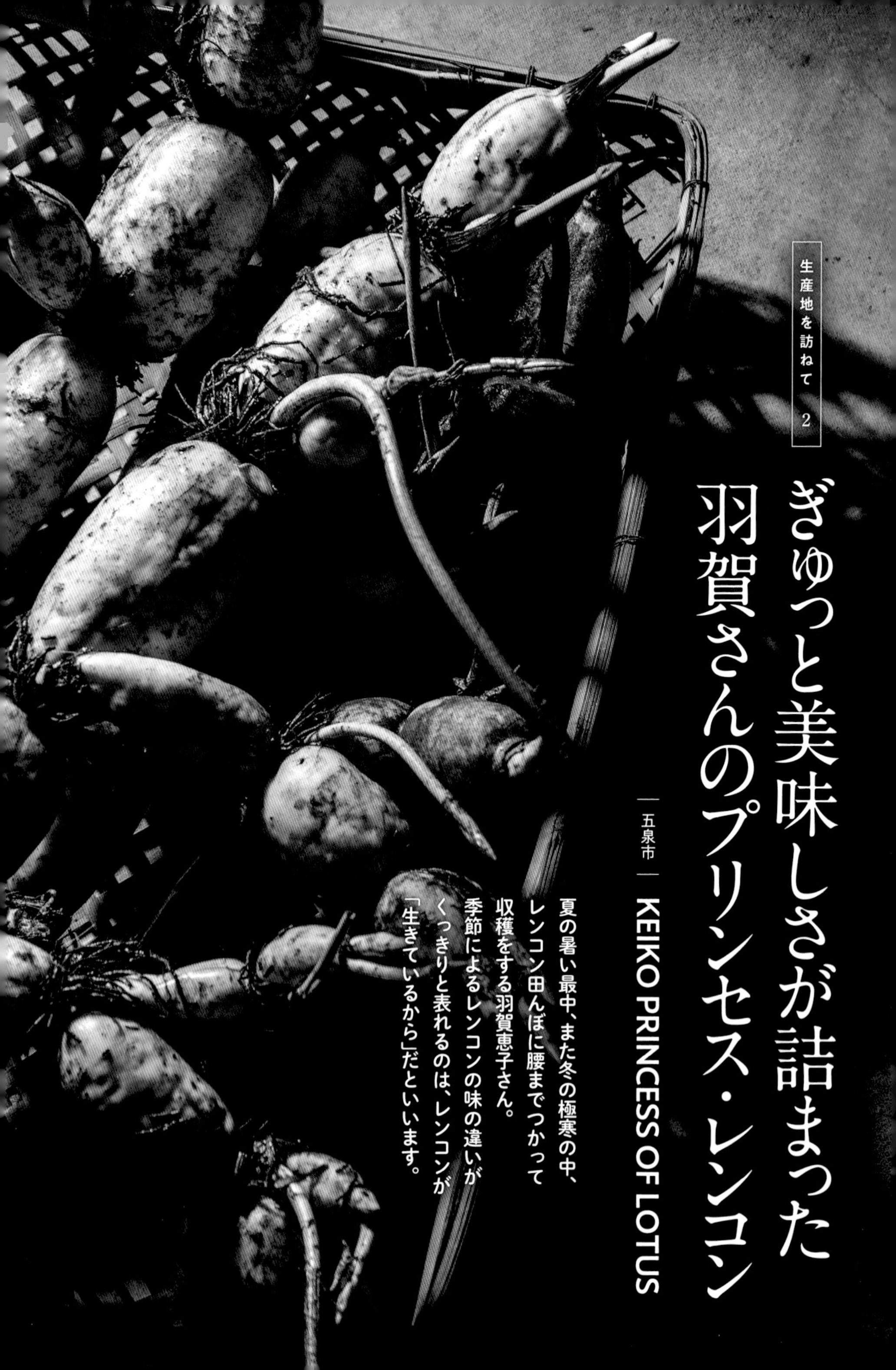

生産地を訪ねて 2

ぎゅっと美味しさが詰まった羽賀さんのプリンセス・レンコン

―五泉市― KEIKO PRINCESS OF LOTUS

夏の暑い最中、また冬の極寒の中、レンコン田んぼに腰までつかって収穫をする羽賀恵子さん。季節によるレンコンの味の違いがくっきりと表れるのは、レンコンが「生きているから」だといいます。

「夏は体を清々しくさせ、冬は体を温める。
生態系を守って作るレンコンは、
昔ながらの理に忠実ですね。（高津）」

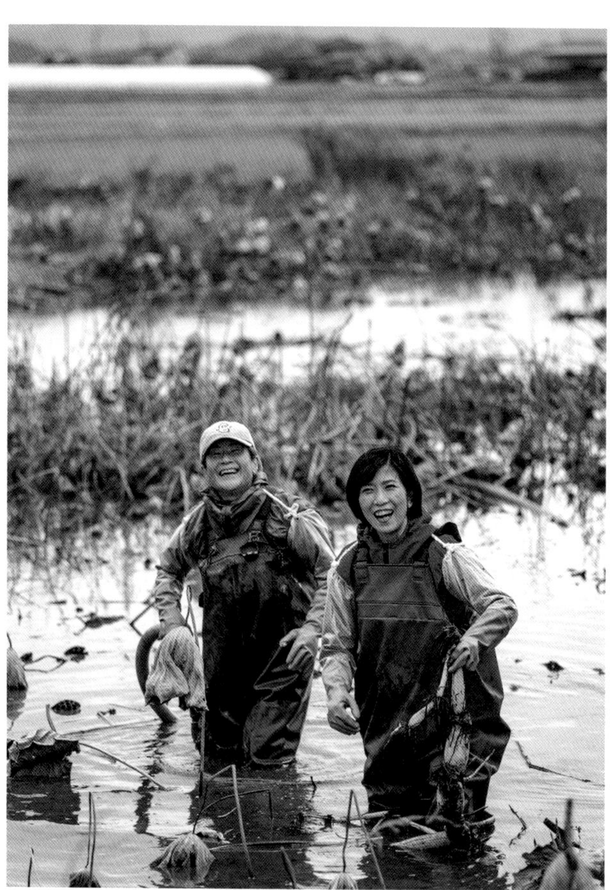

晩秋のレンコン田んぼに入り、収穫体験。思った以上に足がぬかり、
体力のいる仕事だと痛感。写真左より羽賀さん、高津

高津 レンコンの無農薬・無化学肥料栽培はたいへん難しいと聞いていたところ、数年前、羽賀さんが無農薬でやっていると知り、驚きました。

羽賀 レンコン栽培には、とても多くの課題があります。生育を阻害する病害虫や浮草の問題、そして鴨や白鳥による食害など……。うちもずっと慣行栽培で、たくさんの施肥と農薬の散布はとてもキツイ作業ですが、それが当たり前と思ってやってきました。でも、歳とともにだんだんと体への負担も大きくなってきて、先祖から受け継いできた田んぼは守っていきたいけれど、このままでは限界が見えてくるな、と。先への不安も膨らんでいく中で、畑で採れる野菜のように、レンコンだって農薬や化学肥料に頼らなくてもできるのではないかと考えるようになりました。昔、まだ農薬も化学肥料も一般的に使われていなかった頃は、現在ほどの収量はなくてもレンコンは作られてきた。だからまずはやってみようと、２０１５年から無農薬に切り替えました。

高津 トラブルはないんですか？

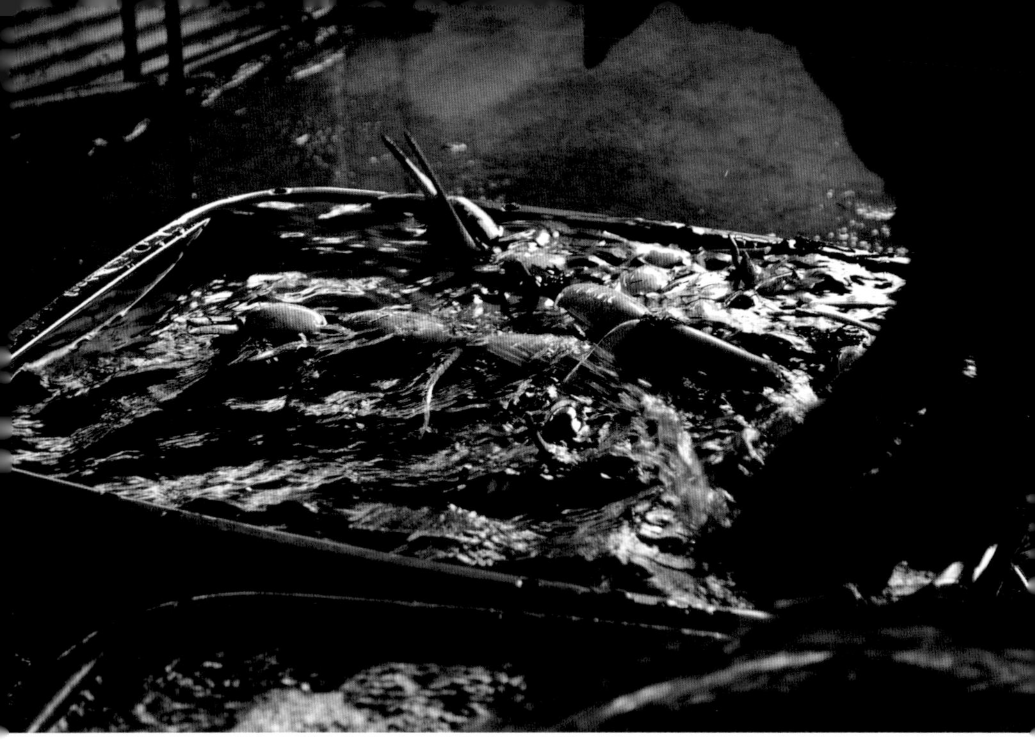
収穫後、たっぷりの水で丁寧に洗う

「自然の中で作物は
ちゃんと自分の力で生きている。
毎年毎年、学ばせてもらっています。（羽賀）」

羽賀 田んぼに色々な生き物が蘇ってきたのは嬉しいのですが、慣行栽培の時にはなかったザリガニ被害が出るようになったんです。大量に繁殖したザリガニが、レンコンの芽をことごとく切ってしまう。新たに種レンコンを植え直してもダメだし、いったん芽を切られたレンコンも、しばらくするとまた次の芽が出てきますが、大型のザリガニたちには敵いま

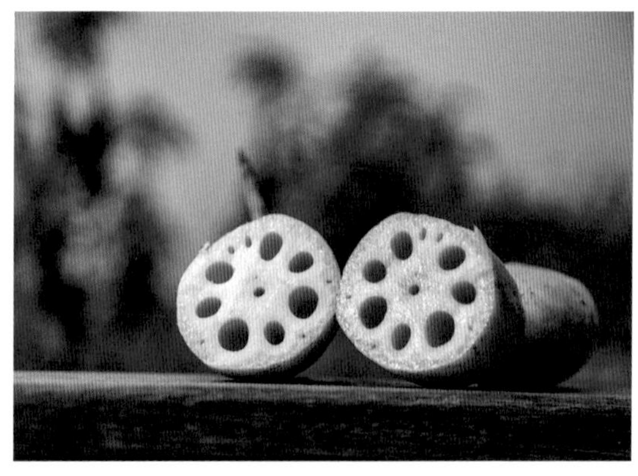
生きたまま掘られたレンコンは瑞々しさも格別

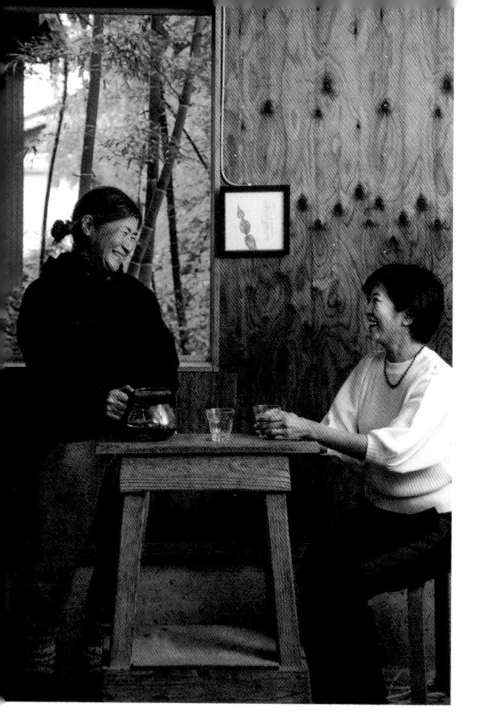

体の余分な水分や脂肪を取り除いてくれる
蓮の葉茶で、安らぐひととき

せん。そこで網を仕掛け大量のザリガニを捕まえましたが、やっぱり翌年も同じことの繰り返し。ところが、かすかに生き残った芽が生育し続け、レンコンができているものもあったんです。レンコンには植えた1年目に採らず、2年越しで育てる「床立ち」という栽培法があります。じゃあ、その床立ちを応用してみたらどうなるんだろう、と。以来、失敗もしながら、考え考え、少しずつ進んできた感じですね。

高津 羽賀さんの栽培方法には他にも特徴があるそうですね。

羽賀 寒くなる前、葉や茎が枯れるまでのレンコンは、土質によって渋が乗ります。通常、収穫前には葉茎を倒して、赤錆色の渋を抜いてから掘りますが、私は鮮度を保ちたいのでそれをせず、そのまま掘ります。すると、レンコンの表面に洗っても落ちない渋は残りますが、加熱による色の変化が少ないんです。もちろん、台風や大風で、自然に倒されてしまうこともありますけどね。収穫するときには、ポンプのジェット水流で泥をよけながら、1本1本、折れたり欠けたりしないよう、気遣って掘っています。

高津 丁寧に作られた羽賀さんのレンコンは、季節の違いが味に出ますね。夏のレンコンはシャキシャキと瑞々しいし、冬にはでんぷん質が乗ってきて、煮ても焼いてもほっくり。

羽賀 シャッキリ、モッチリ、ほっくりという食感は、品種によっても異なるし、節ごとにも違いがあるんですよ。うちのレンコンを使っている料理人さんが「羽賀さんのレンコンがないと成立しないメニューがある」と言ってくれ、本当に嬉しい。レンコンの収穫では、夏は暑い日差しの下、また冬は氷を割って田んぼに入ります。そんな時は家を出るまで辛いなあと思うんですが、いいレンコンが穫れれば「やったあ！」って(笑)。人の手で足したり引いたりではなく、自然がもたらすものに助けられているんだなあと、日々感謝しています。

羽賀恵子さん
KEIKO PRINCESS OF LOTUS

五泉市で4代続く農家に嫁ぎ、レンコン栽培に携わる。2015年より無農薬・無化学肥料栽培をスタート。「KEIKO PRINCESS OF LOTUS」のブランド名で人気を博している。

秋の薬膳

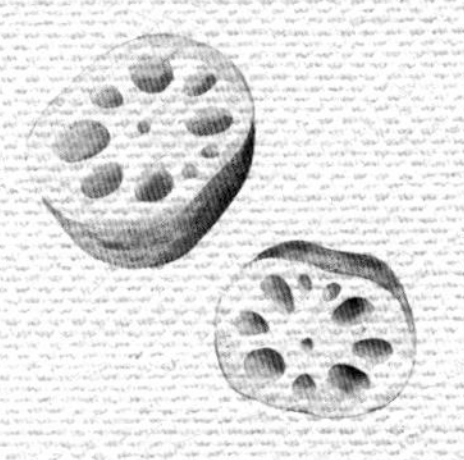

秋は、乾燥の季節。
暑い夏のあいだに、
氣や潤いが消耗したまま
身体が整っていないと、
自然界の燥氣が邪氣となり
呼吸器系統にダメージを
受けやすくなります。
旬の白色食材で潤いを
補いながら粘膜の強化を図り、
冬に向けてエネルギーを
蓄えておくことも大切。

秋に起こりやすい不調

空咳、肌の乾燥、毛髪が抜けやすい
⇒ 潤い不足で粘膜が弱くなり、肺や大腸など呼吸器系統のはたらきが鈍っているかも？

秋薬膳のポイント

●乾燥から身体を守り、特に肺を潤し、粘膜強化を図る
《食材例》松の実、干しアンズ、リンゴ、梨、レンコン、長芋、里芋、百合根、銀杏(ぎんなん)、白木耳

●冬に備えて抵抗力をつける
《食材例》鴨肉、鮭、サツマ芋、栗、クルミ、胡麻などの種実類

秋の五味調和

初秋は、体内にこもる熱を苦味で冷ましながら、甘味で体力増進を図る。晩秋は、身体を温めながら抵抗力をつけたいので、発散作用の辛味と収斂作用の酸味で、新陳代謝を活発にさせる。

《 秋鮭の紅菊花餡掛け 》

材料（２人分）

〈鮭のソテー〉
秋鮭 … ２切
天日塩 … 少々
胡椒 … 少々
米粉 … 適宜
米油 … 適宜

〈紅菊花葛餡〉
かきのもと … 50g
紅花 … 小さじ１
Ⓐ 昆布 … ３cm角１枚
　 干し椎茸 … １個
Ⓑ 醤油 … 小さじ２強
　 みりん … 小さじ１
　 日本酒 … 小さじ１
Ⓒ本葛粉 … 大さじ１　同量の水で溶く

作り方

①Ⓐを200mℓの水に一晩浸し、それぞれを細切りにする。だしごと鍋に入れて火にかけ、沸騰したら中弱火にし、Ⓑを加えて味を調え、茹でたかきのもとと紅花を加える。Ⓒを流し入れて手早く全体をかき混ぜ、とろみを付ける。

②秋鮭は塩・胡椒をしてから米粉をまぶし、米油で両面を焼く。器に鮭を盛り❶の葛餡をかける。

ポイント

免疫機能の調整役でもあるビタミンDが豊富な鮭に、抗酸化力の高い２種の食用花や消化を助ける本葛餡を合わせ、氣血を巡らす一品に。

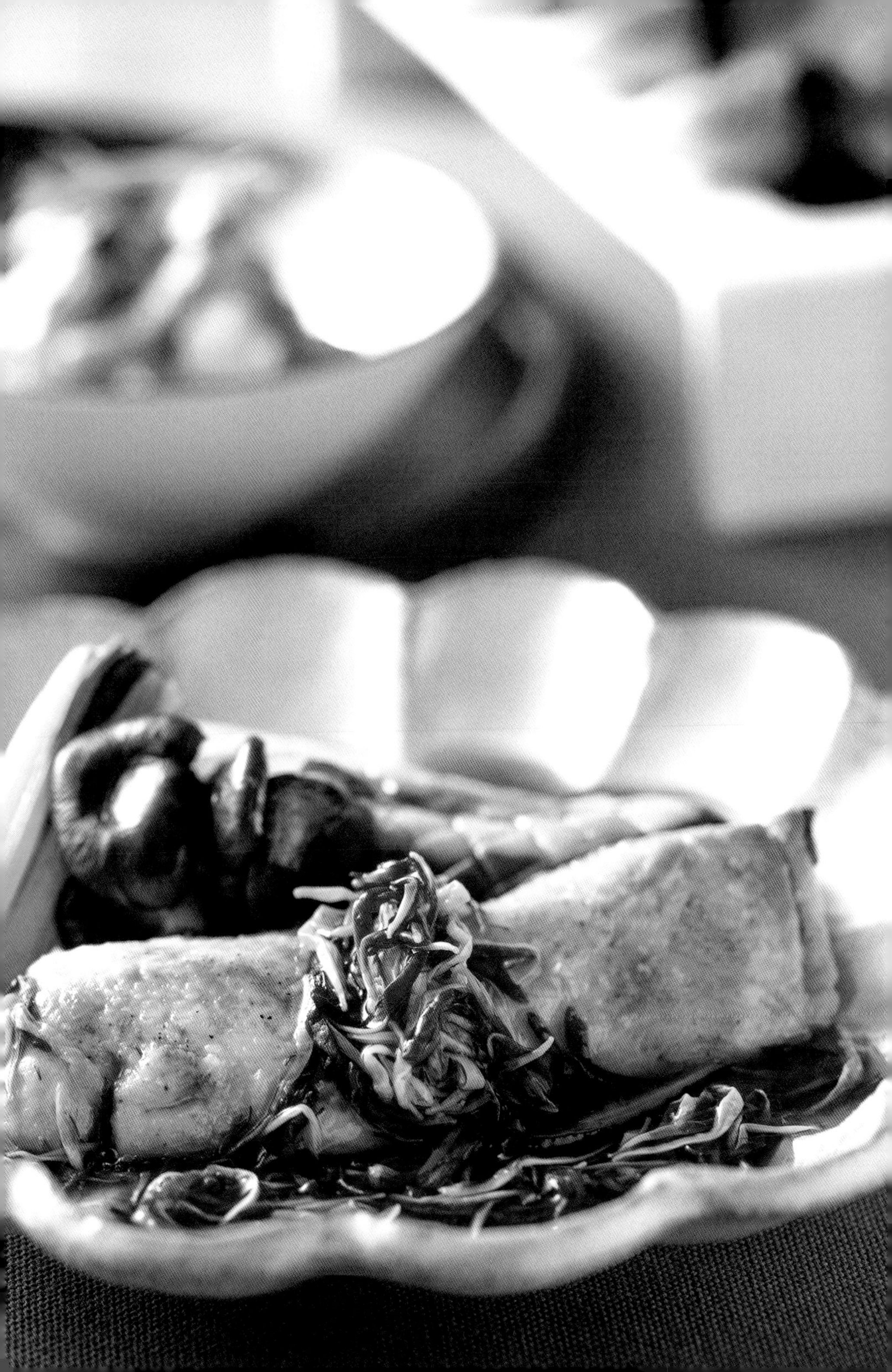

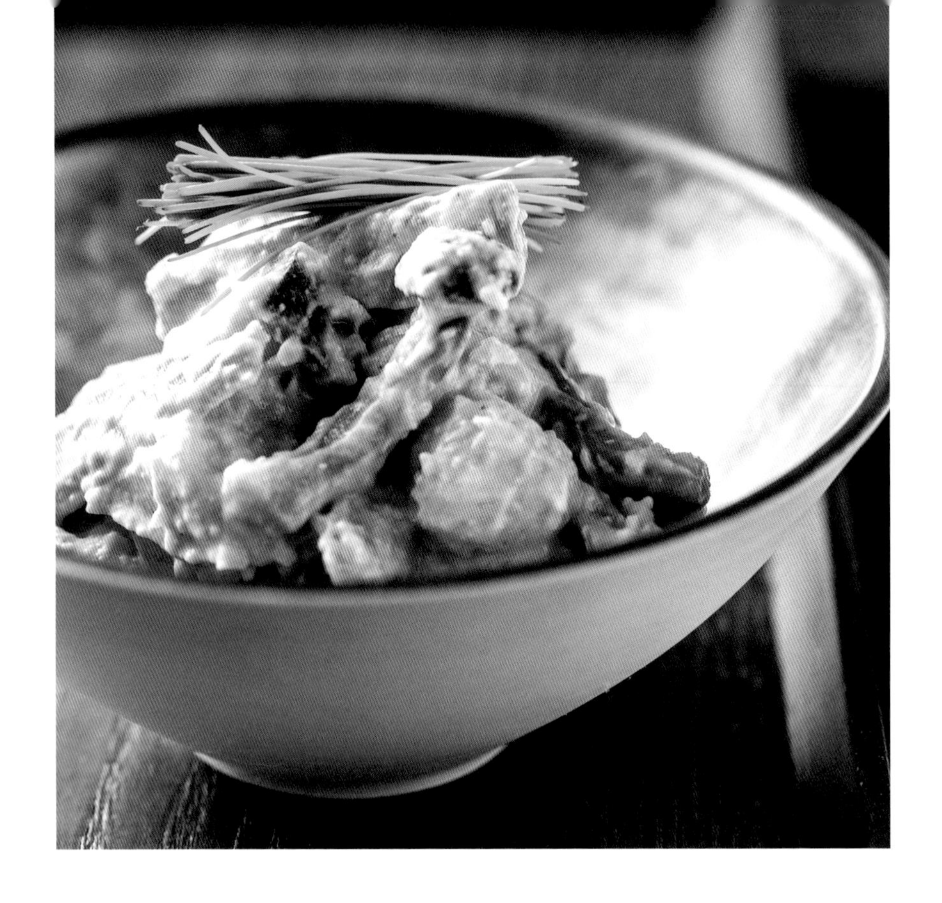

《 サツマ芋の松の実白和え 》

材料（2人分）

サツマ芋 … 100g
人参 … 30g
シメジ … 1/3パック
銀杏 … 10粒

〈和え地〉
豆腐 … 100g
松の実 … 15g

Ⓐ
- 白胡麻ペースト … 小さじ2
- 醤油 … 小さじ1/2
- 米味噌 … 小さじ1
- 塩麹 … 小さじ1/2

作り方

①サツマ芋は2cm角、人参は薄めの短冊切り、シメジは小房に分けて、それぞれ蒸しておく。銀杏は茹でる。

②豆腐は水から茹でてしっかり水気を取っておく。すり鉢に豆腐と松の実を入れてすりつぶし、Ⓐをよく混ぜ合わせ、❶の具材を和える。

ポイント

体内水分を滋養しながら、身体を潤す。肺腎の強化によい一品。

里芋のデーツ味噌田楽

秋

材料（2人分）

里芋 … 2個
デーツ（ナツメヤシ）… 3個
米味噌 … 20g
黒胡椒 … 少々
米油 … 適宜
ケシの実 … 少々

作り方

①里芋は皮ごと蒸して皮を剥き、半分に切る。デーツは水に浸し、しっとりしたら粗みじん切りにして、味噌と混ぜ合わせる。
②米油で里芋を焼き、片面を返したら黒胡椒を軽く振りかけ、❶のデーツ味噌を塗って蒸し焼きにする。仕上げにケシの実をあしらう。

ポイント

食物繊維やポリフェノール、微量ミネラルに富むデーツの甘味を活かした一品。里芋は胃腸の粘膜保護、腹部膨満感解消、むくみ解消に役立つ。ぬめりは除かず、有効成分を活かす。

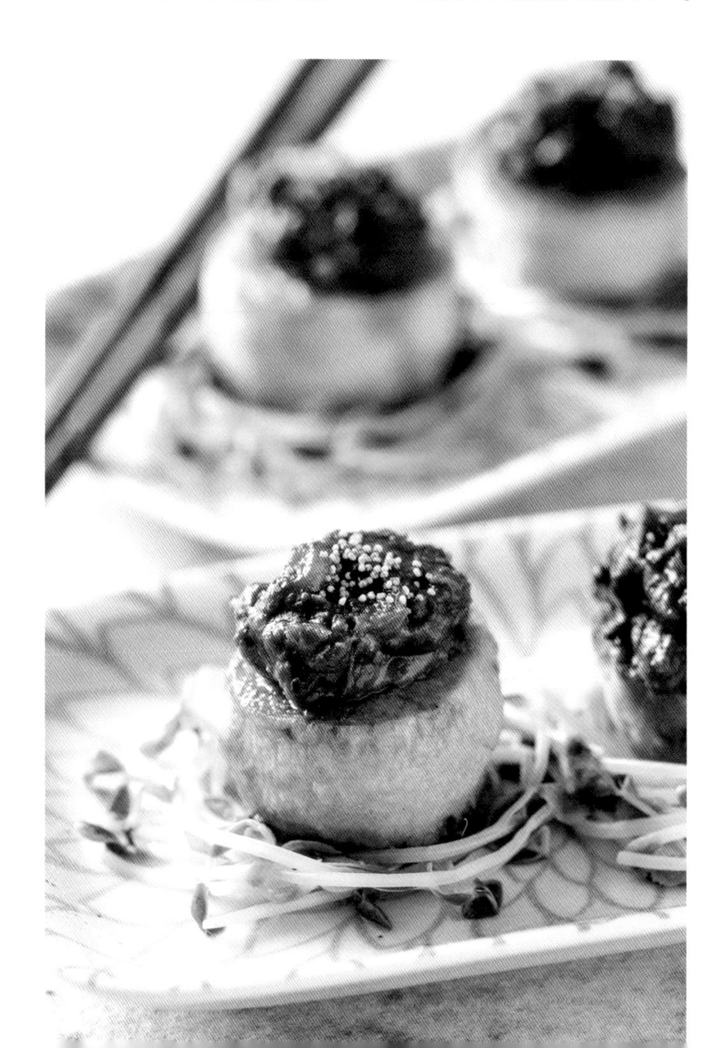

《 レンコンしゃぶしゃぶ 》

材料（４人分）

〈具材〉
レンコン … 250g
豚肉ロース薄切り … 300g
豆腐 … １丁（400g）　食べやすい大きさの角切り
白舞茸 … １パック　小房に分ける
長ネギ … ２本　斜め切り

〈だし〉
Ⓐ
- 蓮の葉（姿乾燥）… 1/4枚
　※市販の蓮の葉茶ティーバッグ（２～３g）でも可
- 昆布 … 10cm角１枚

純米酒 … 60㎖

〈レンコンクルミ味噌〉
Ⓑ
- 具材のレンコンの皮 … 40g　みじん切り
- 黒オリーブ … 50g　みじん切り

Ⓒ
- クルミ … 50g　みじん切り
- 米味噌 … 大さじ1.5

ニンニク … １片　みじん切り
米油 … 大さじ３

ポイント
冬に備えて、潤いを保たせながらエネルギーチャージ。レンコンは、縦切りにしてシャキシャキとした食感に。レンコンクルミ味噌は鍋料理の他、ディップ感覚でも活用できる秋冬向けの万能味噌。冷蔵で１週間保存可能。

作り方

①〈だし〉 鍋に水１ℓ、Ⓐを入れて弱火にかける。沸いてきたら純米酒を加え、再沸騰させる。
②〈味噌〉 フライパンに米油を引いてニンニクを炒め、Ⓑを加えてしっかり炒める。Ⓒを入れ全体に馴染ませる。
③少量のだしと❷の味噌を合わせて付けだれにする。ピーラーで縦に薄作りにしたレンコンや、食べやすく切った野菜や豆腐、豚肉を❶の鍋でしゃぶしゃぶにする。

Pick up！

◆特徴を知って活かそう「蓮」

「レンコン」だけではなく、「葉」や「実」にも優れた薬効があります。

・蓮の葉／体内にこもる湿熱を除いてくれるので、むくみ解消に役立つ。

・蓮の実／心身のストレスで発生する熱を冷まし、精神を安定させる。不眠やイライラ症状の緩和に。また脾胃を強化してくれるので、食欲不振時や下痢の改善効果も（46、48ページ参照）。

・レンコン／生食の場合は、肺を潤して呼吸器系統の諸症状を和らげる効果があり、加熱すれば腎に作用して身体を温め、血の巡りを高める薬効が得られる。

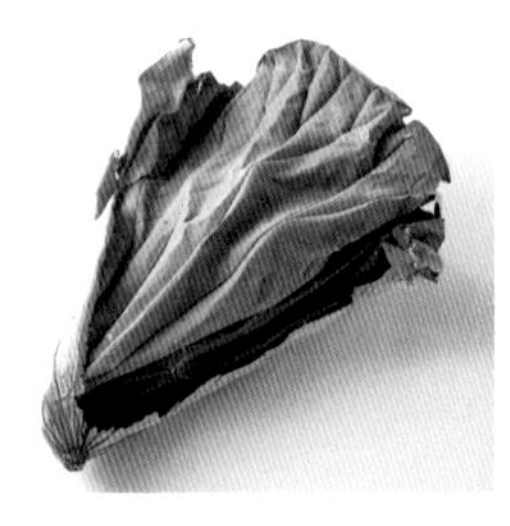

秋

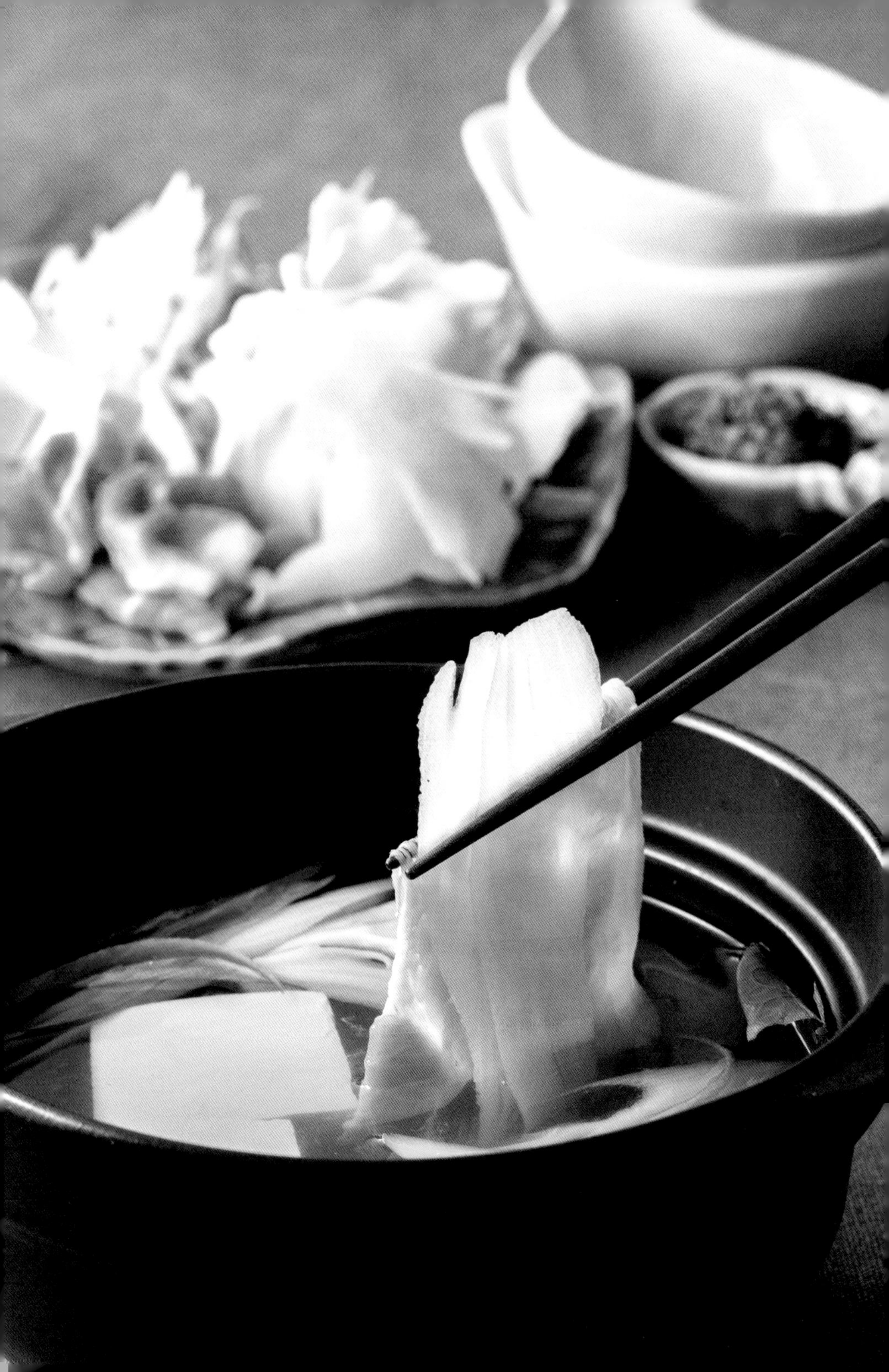

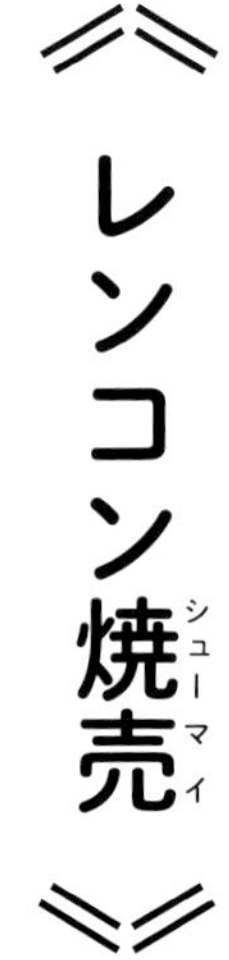

レンコン焼売（シューマイ）

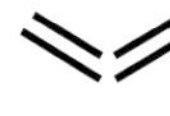

材料（4人分）

焼売の皮 … 20枚

Ⓐ
- 鶏もも挽肉 … 250g
- 生姜 … 20g　すりおろし
- 醤油 … 大さじ1
- 純米酒 … 小さじ2
- 胡麻油 … 小さじ1
- 天日塩 … 少々
- 胡椒 … 少々

Ⓑ
- レンコン … 100g
  粗目のすりおろし
- 片栗粉 … 大さじ1
- 本葛粉 … 大さじ1

グリーンピース水煮 … 適宜

作り方

①ボウルにⒶを入れ、練るように混ぜ合わせる。粘りが出たらⒷを加え、よく混ぜる。

②❶を20等分に分けて、焼売の皮で包む。グリーンピースとレンコンのスライス（いちょう切り、分量外）を上に飾り、蒸し器に入れて強火で12分ほど蒸す。

ポイント

レンコン・本葛・鶏肉で、疲労回復と乾燥予防に役立つ組み合わせ。秋は、潤いをもたらしてくれる蒸し料理が、いち押しの調理方法。

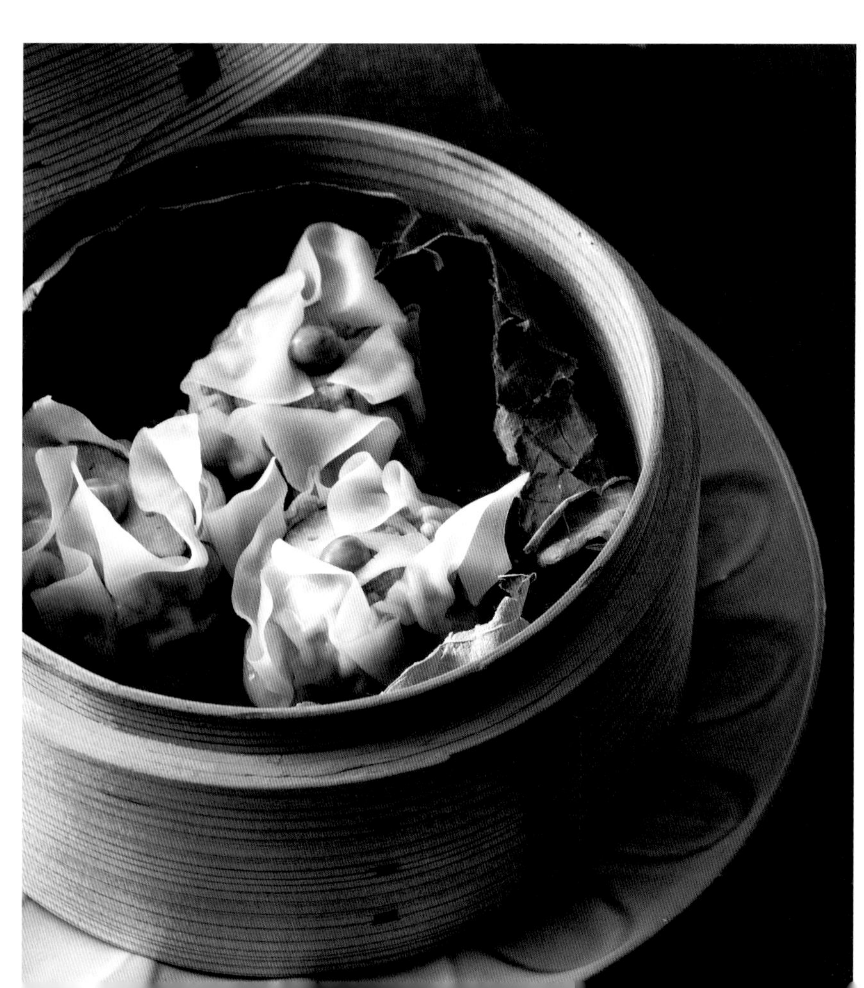

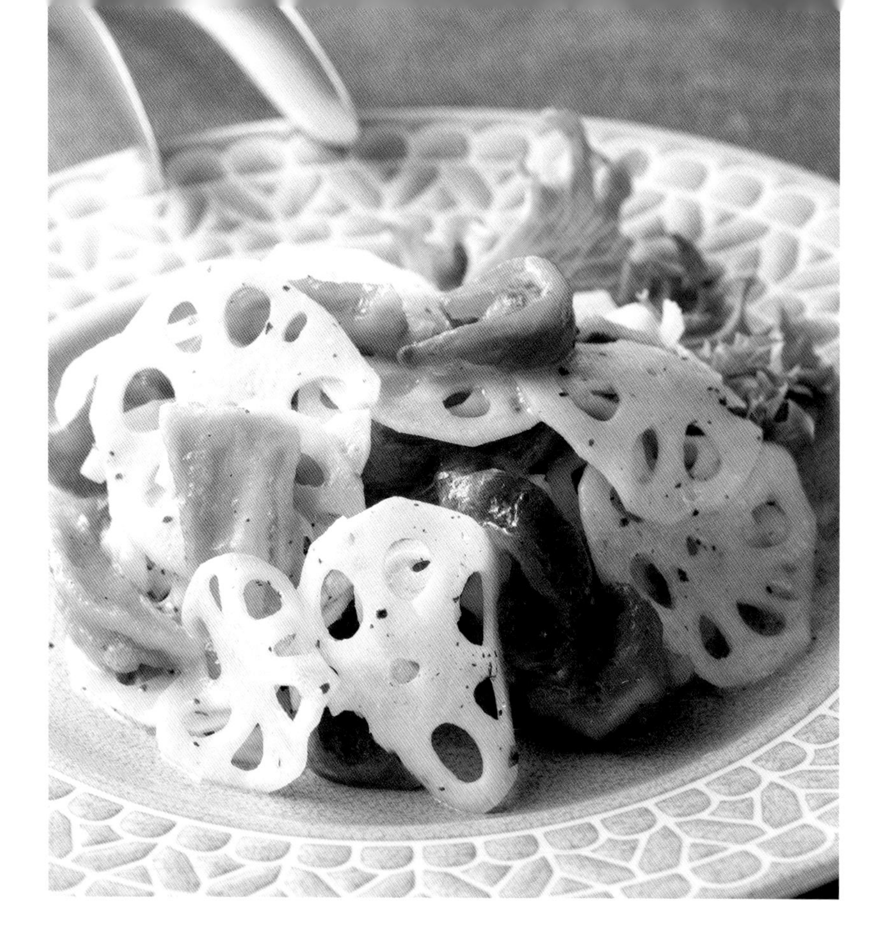

秋

《レンコンと干し柿のサラダ》

材料（4人分）

レンコン … 150g　薄くスライス
干し柿 … 1個　好みにスライス
Ⓐ 柿の葉（粉末）… 小さじ1
　 純リンゴ酢 … 大さじ1
Ⓑ 塩麹 … 小さじ2
　 アガベシロップ … 小さじ2
　 EXVオリーブオイル … 大さじ1強
〈付け合わせ〉
サラダ菜など

作り方

①Ⓐを合わせて1時間ほど置き、Ⓑを加えてドレッシングを作る。
②❶でレンコンを和えてから干し柿を加え、混ぜ合わせる。

ポイント

生食のレンコンは特に肺に作用し、喉を潤したり痛みを軽減する。レンコンの気になるデンプン質は、塩麹の酵素のはたらきでやわらぐ。のぼせ体質の人や秋晴れの日におすすめの組み合わせ。

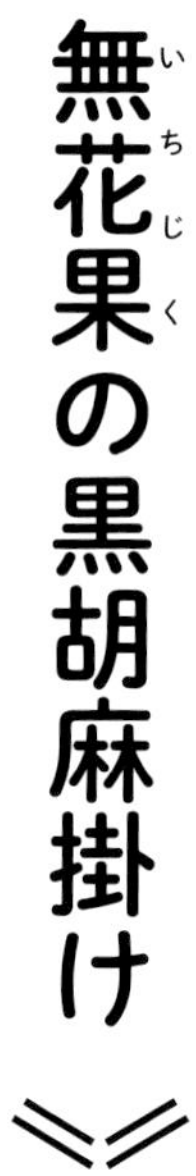

無花果（いちじく）の黒胡麻掛け

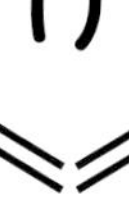

材料（2人分）

無花果 … 2個

〈黒胡麻ソース〉

Ⓐ
- 黒胡麻ペースト … 大さじ1
- 醤油 … 小さじ2
- 生蜂蜜 … 小さじ2
- 白ワインビネガー … 小さじ2

作り方

①無花果は皮ごと表面を軽く焼き、冷めてからくし形に切る。

②Ⓐをよく混ぜ合わせ、無花果にかける。

ポイント

夏の名残熱を冷まし、肺や大腸をすっきりさせてくれる一品。

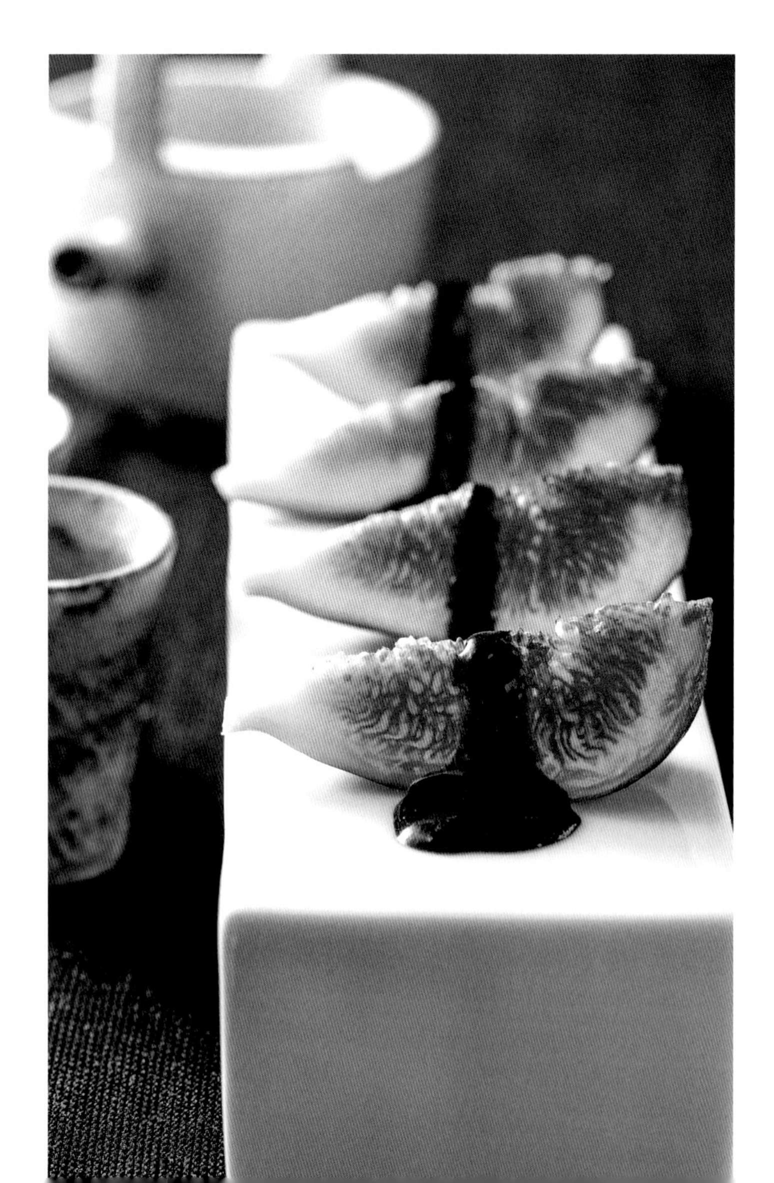

秋

《リンゴのレーズン味噌田楽》

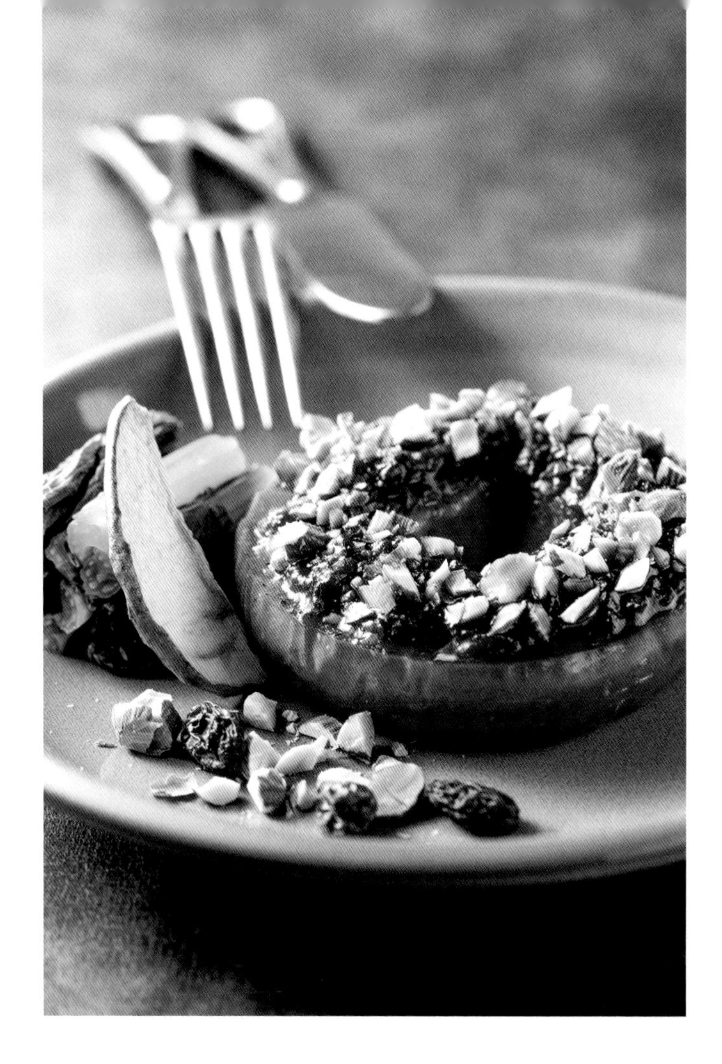

材料（4人分）

リンゴ … 1個
レーズン … 20g
Ⓐ［玄米味噌 … 40g
　 アガベシロップ … 大さじ1と1/2
アーモンド … 10g　粗みじん切り
米油 … 適宜
黒胡椒 … 少々

作り方

①レーズンは20mℓの水に1時間ほど浸してみじん切りにし、浸し汁も一緒にⒶとよく混ぜ合わせておく。

②リンゴは芯を抜き、1.5cm厚さの輪切りにする。フライパンに米油を引いて焼き、片面を返したら黒胡椒を振って、❶をのせて蒸し焼きにする。上にアーモンドを振りかける。

ポイント

リンゴやレーズンは、「酸甘化陰」という保湿効果の高い食材。食物繊維のバランスもよく、味噌と相まって高い整腸作用が得られる組み合わせ。

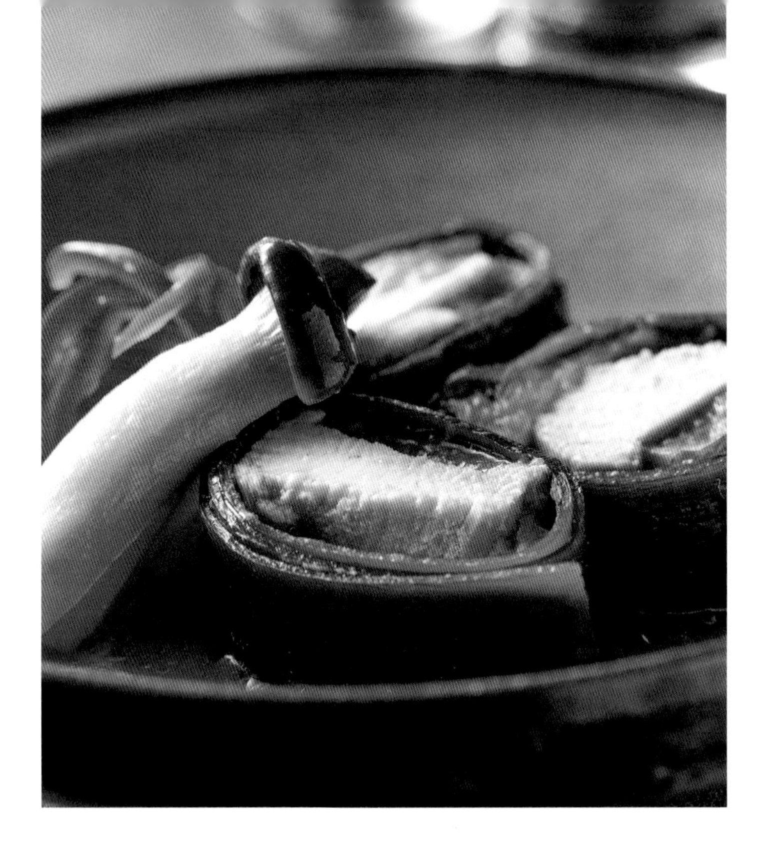

《鶏むね肉とリンゴの洋風昆布巻き》

材料（4人分）

鶏むね肉 … 1枚(200g)
昆布 … 35cm長さを4枚
リンゴ … 1個　8等分のくし形切り
かんぴょう … 25cmを4本
エリンギ … 2本　縦に半割り
赤パプリカ … 小1個　細切り

Ⓐ
- ニンニク … 1片　スライス
- カルダモン … 2粒　半割り
- ローリエ … 2枚
- 米油 … 適宜

Ⓑ
- 塩麹 … 大さじ1
- てんさい糖 … 大さじ3

天日塩、胡椒 … 各少々

ポイント

脾胃の強化に役立つスパイスを効かせて代謝促進。肌寒い季節、胃腸に動きをつけてくれる。

作り方

①鶏むね肉は4等分に切り、塩・胡椒をまぶして軽く冷凍しておく。昆布は800mℓの水に5分ほど浸して広げておく。浸し水は取っておく。

②❶の昆布をまな板の上に広げ、鶏むね肉、リンゴ2切れをのせて巻き、水でぬらしたかんぴょうで結び留める。

③厚手の鍋にⒶを入れて火にかけて炒め、香りが立ってきたら❷の昆布巻き、ひたひたになる量の昆布の浸し水、Ⓑを加えて煮る。煮汁が半量になったら昆布の浸し水を足す。これを繰り返し、昆布が柔らかくなるまで煮る。

④エリンギと赤パプリカは水炒め(少量の水を沸かし、水分がなくなるまで炒める)にし、付け合わせにする。

《 葛粉で水キムチ 》

材料（作りやすい分量）

〈漬け汁〉

Ⓐ
- 水 … 800mℓ
- 天日塩 … 20g
- 本葛粉 … 小さじ 2
- 米粉 … 小さじ 1

Ⓑ
- 生姜 … 25g　スライス
- ニンニク … 1片　スライス
- 純リンゴ酢 … 大さじ 2

〈漬け込み具材〉

リンゴ … 1個　いちょう切り
白菜 … 1/4個　好みの大きさ

作り方

①〈漬け汁〉鍋にⒶを入れて火にかけ、だまにならないよう混ぜながら沸騰させる。火を止めて冷ます。

②白菜は軽く塩をまぶして重しをのせ、30分ほど置いて出てきた水分は絞る。

③❶にⒷを加え、リンゴと❷の白菜を漬け込み 1 日で完成。冷蔵保存は 1 週間。

ポイント

リンゴと葛粉で発酵を促す、乳酸菌たっぷりの水キムチ。葛粉の潤い効果も加わり、体内水分の滋養に役立ち、活腸効果も強力。漬け汁もぜひ飲用を。

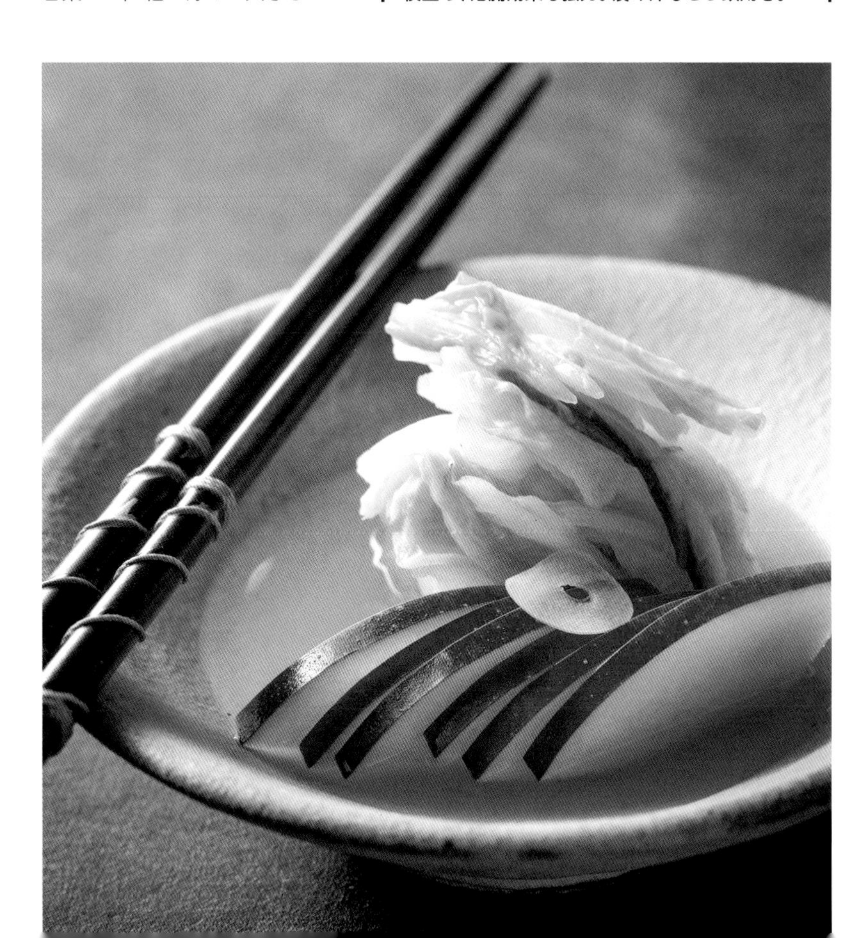

秋

生産地を訪ねて　3

次の百年を継承するため味噌の新たな食シーンを探して

上越市　**杉田味噌醸造場**

「味噌は名脇役たれ」という先代の言葉を胸に
7代目が奮闘する杉田味噌醸造場。
五感をフルに使い、感知能力を鍛えることで
浮き糀が美しい「雪の花みそ」が生まれます。

高津 杉田味噌で作るお味噌汁は、米糀の粒がふわっと浮き上がって、華やかですね。

杉田 これは「浮き糀味噌」といって、米どころ上越高田ならではのお味噌です。糀米の外側はしっかりと麹菌を繁殖させ、中心部にはほどよくデンプン質を蓄えさせます。これによって糖化力や大豆のタンパク分解力を高め、発酵熟成時にはデンプン質が溶け出して、味噌に甘みを付与します。出来上がった味噌には糀の外側が米の形そのままに残り、味噌汁にするとふわりと浮きます。「浮き糀は雪の花のように美しい」とお客様が褒めてくださったことで、うちでは昭和30年代から「雪の花」の商標で商売をさせていただいています。浮き糀といえば高級味噌の象徴で、昔なら贅沢品だとお客様も喜んでくださったんですが、今はそういう文化を知らない方も多くなりました。ことにうちの味噌は糀の配合量が多く、迫力のある感じでお椀に浮くので「白い虫が出てきた！」と驚かれることも（笑）。そのためあえて、漉し味噌もいくつかご用意しています。

高津 杉田さんの工場では木桶での天然醸

「天然醸造味噌の旨味はまさに五味の一つ、鹹なんです。（高津）」

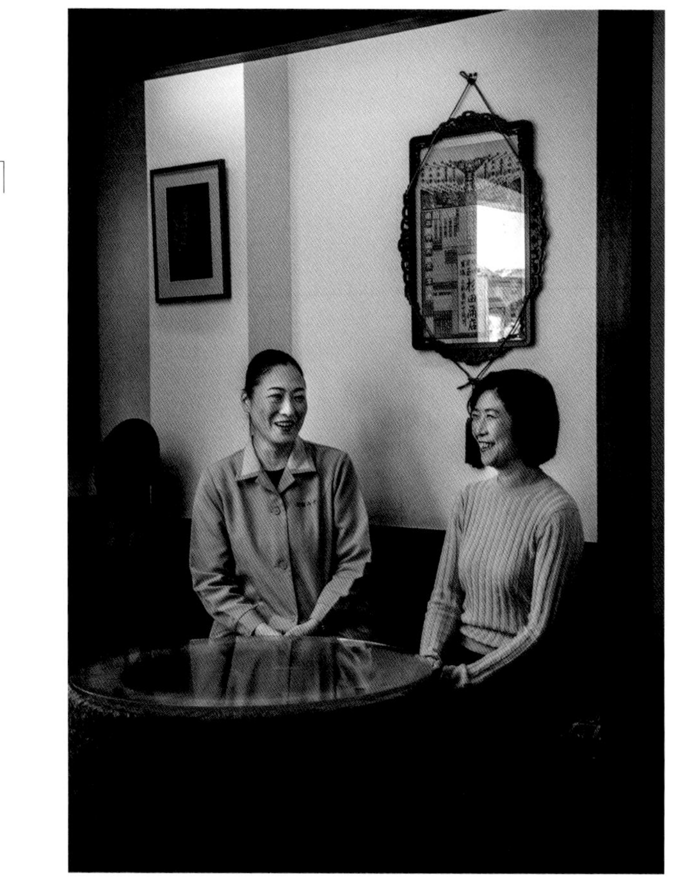

1級みそ製造技能士の資格を持ち、職人たちと日々味噌づくりに励む、7代目の杉田貴子さんと

造もされています。木桶で仕込む良さや、ご苦労は?

杉田 大変なところは衛生管理ですね。強化プラスチックやステンレス製タンクのほうが、洗うのも熟成時の管理も楽です。でも木桶には、それを超える良い点がいくつもあります。上越は、夏は高温多湿、冬は低温多湿で醸造に適した町。木桶は、その気候風土を穏やかに活かしながら、熟成してくれます。また使用を重ねるほどに、材木中に存在するセルロースに菌が棲み付き、味や風味に特徴的な個性が出ます。木桶自体の造り手も少ない中、伝統文化として木桶づくりの天然醸造味噌を、味の面でも、また若い味噌職人へ継承する意味でも、残していかなければと思っています。

高津 味噌はしょっぱいから血圧を上げるという、マイナスイメージを持たれていますね。味噌の塩分は食塩のそれとは違い、タンパク質を分解することで微生物が繁殖し、発酵や熟成を経てミネラルも豊富になって腎機能を高める。それが、味噌の正しい役割です。

杉田 それは嬉しいエールです(笑)。おっしゃる

「上越の方は、糀使いがお上手。醸造に適した気候風土が育んだ文化なんでしょうね。(杉田)」

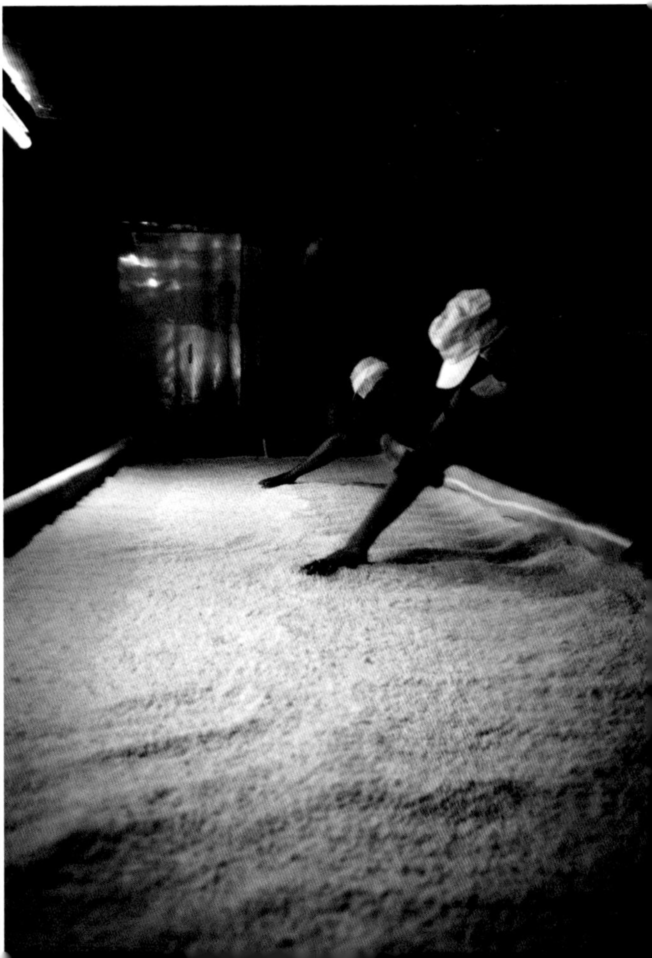

仕込んで3日目の糀に、手を入れる職人たち。丁寧に手早く、が基本

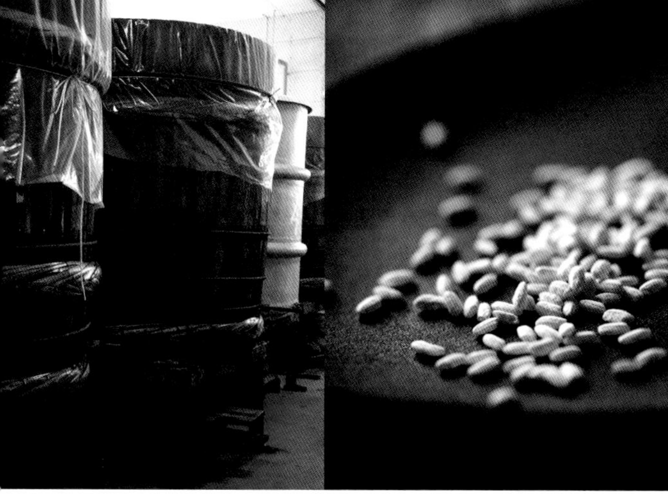

独特の風味と個性を生む、木桶での天然醸造

4日間、糀のご機嫌を伺い続けて出来上がる「浮き糀」

通り同じ塩分を取るのなら、味噌で摂取したほうが血圧は上がらないという研究結果が出ています。血圧が気になる方は、お味噌汁なら塩分を排出してくれるカリウムの多い具材を選ぶ。そんなふうに味噌の健康効果を期待するほうが、体にはお得だと思います。

高津　悩ましいことに、いまは〝味噌離れ〟と言われているでしょう。

杉田　私どもも、少しでもそのスピードを緩めるよう、色々工夫をしているところです。うちでは社員と一緒に、手をかけすぎない、味噌汁以外の家庭料理を集め、「味噌知る（みそしる）レシピ」という冊子を作ってお配りしています。またお客様からヒントを頂いて、地元高田のお菓子屋さんに味噌を使ったスイーツを作ってもらったり、佐渡乳業とタイアップしてチーズの味噌漬けを製造販売したり。一方で、発酵という技術を磨きながら、良質な糀や酵素を味噌とは違った用途で使えないか？と常に考えています。

高津　今日は工場で仕込みを拝見し、まさに手仕事だと実感しました。

杉田　味噌作りは目で見て鼻で嗅ぎ、口で味わい、耳は発酵の音を聞きわけ、手で触ります。その五感に加えて「今はこういう状態で、何が必要か」という感知能力＝第六感が必要。特に難しさや面白みを感じるのは糀作りで、原料の仕込みから出来上がりまで、4日間で結果を出さなくてはいけません。いつもと同じように見えても麹菌の働きが良くない時があって、そこでどう手当てをしてやるか？　五感と勘の両方を磨いて、微生物のご機嫌を伺うんです。うちの社員にも日常的に「基本に忠実かつ、勘を働かせてやりましょう」と声をかけています。そして、米にも大豆にも、塩や一緒に働く皆にも、思いやりを持って動く。それが結局、経験値や効率を上げ良い味噌を仕上げる、一番の近道なんです。

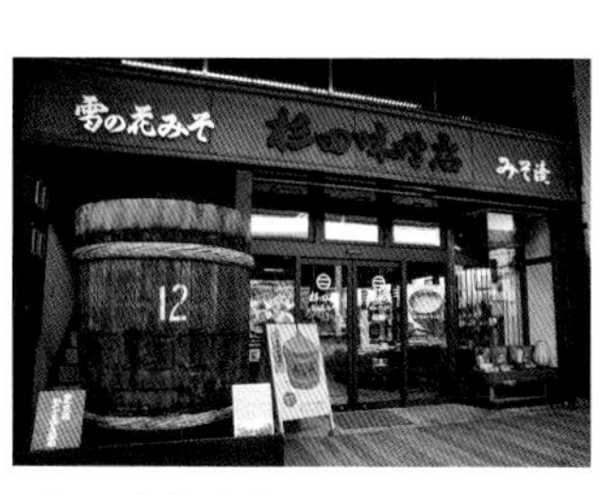

杉田味噌醸造場

江戸時代（1820年頃）に創業。米糀の使用量が多く、旨み・甘みの調和したまろやかな味わいの味噌に定評がある。銘柄は「雪の花みそ」。「現代の名工」の表彰を受けた先代の遺志に沿い、確かな原料と技術のもと味噌づくりを行っている。

冬の薬膳

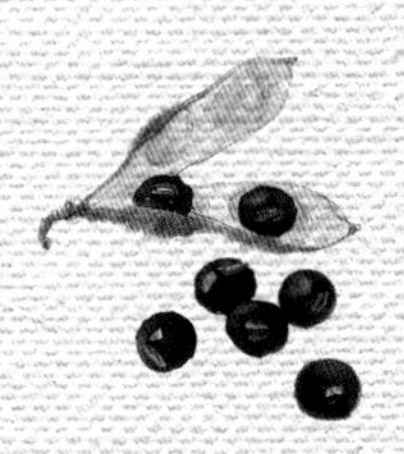

陽氣が遠ざかる冬は、
冷えに弱い腎が疲弊しやすい季節。
寒さから血管が収縮しやすく、
手足腰が冷えたり、
尿トラブルが起こることも。
腎を労わることで、
免疫力が低下しないように
注意が必要です。
腎は先天的精(親から受け継いだパワー)と
後天的精(日々摂取する栄養成分から
生まれるパワー)を
貯蔵する臓器であり、
冬そのものが「貯蔵」の季節なので、
腎を労わり、しっかり
エネルギーチャージをすることで、
体質改善に繋げる好機にもなります。

冬に起こりやすい不調

冷え、足腰の痛みや関節痛、むくみ、風邪、循環器系トラブル
⇒ 体内の巡りが滞って免疫力が下がり、腎に負担をかけているかも？

冬薬膳のポイント

●腎機能を補う

《食材例》エビ、サツマ芋、山芋、黒豆、黒米、舞茸、海藻類、天然醸造味噌・醤油

●瘀血を除き、血の巡りを高める

《食材例》紅花、海藻類、玉ネギ、黒酢

※瘀血とは…血液の流れが停滞して巡りが悪くなった状態

●造血を図り、春に備えて肝を労わる

《食材例》カキ、黒木耳、黒胡麻、紅ナツメ、クコの実

冬の五味調和

良質な「鹹味」で腎機能を補い、血の巡りに動きをつける。マグネシウムを含まない精製塩は血管を細くしてしまい、内臓に負担をかけるので、微量ミネラルを含んだ自然海塩を選ぶこと。味噌や醤油も、昔ながらの製法で天然醸造されたものがおすすめ。冬に温熱性の辛味食材を摂り過ぎると、その発散力で体内の熱を消耗してしまうので、適度な摂取に留める。

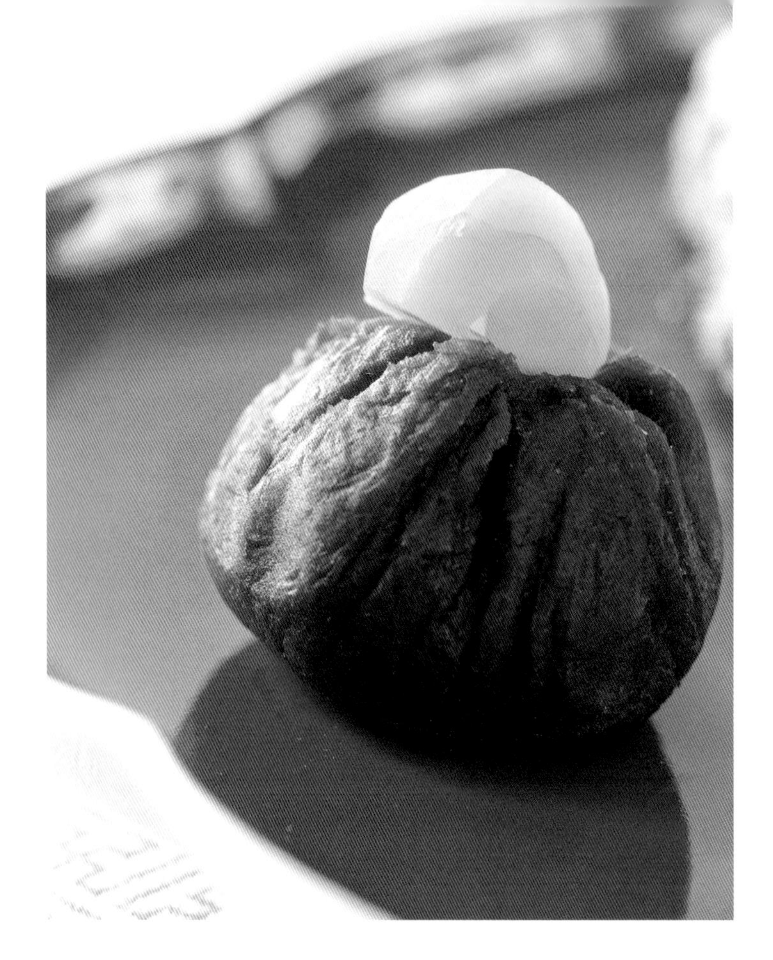

おせちにも《紫芋と白インゲン豆のきんとん》

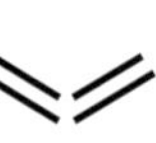

材料（8個分）

紫芋 … 300g
白インゲン豆 … 100g
昆布 … 5cm角1枚
Ⓐ 米飴 … 大さじ3
　 きび砂糖 … 60g
　 天日塩 … 小さじ1/2
栗の甘露煮 … 8粒
　Ⓑ半量は粗みじん切り
　Ⓒ半量は縦割り

作り方

①400㎖の水に昆布を入れて、白インゲン豆を一晩浸しておく。豆を中火にかけて沸騰したら、アクを取りながら30分ほど弱火で煮て、ふたをしたまま自然に冷ます。豆はフードプロセッサーで滑らかにする。
②紫芋は皮ごと15分蒸す。皮を除き、マッシャーなどですりつぶす。
③鍋にⒶを入れて火にかけ煮立たせる。
④白インゲン豆と紫芋を鍋に移して中火にかけ、❸を加えて練り上げる。火を止めて、Ⓑを加えて混ぜ込む。Ⓒは飾りに使う。

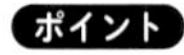

腎機能を高める、紫芋を使ったきんとん。栗には便通や血の巡りをよくするはたらきも。

おせちにも《南瓜(かぼちゃ)の種で叩きごぼう》

材料（6人分）

ごぼう … 中サイズ1本
南瓜の種 … 50g
Ⓐ みりん … 小さじ2
　純リンゴ酢 … 小さじ2
和山椒 … 適宜
天日塩と純米酢 … 各小さじ1弱

ポイント

補腎効果の高いごぼうと南瓜の種で、冬のむくみ解消に。ごぼうは抗酸化成分のクロロゲン酸を活かすため、水にさらさず調理する。

作り方

①ごぼうは20cm程度の長さにカットし、お湯に塩と純米酢を入れて煮る。熱いうちにすりこ木などで皮ごと軽く叩く。縦に半割りにして、5cm幅に切りそろえる。

②南瓜の種は、すり鉢でする。半量はサラサラの状態で引き上げ、和山椒と合わせておく（ⓐ）。残りの半量は油分が出るまですりつぶし、Ⓐと混ぜ合わせる（ⓑ）。

③ごぼうが冷めないうちにⓑに加え、別の器に取ってⓐと和える。

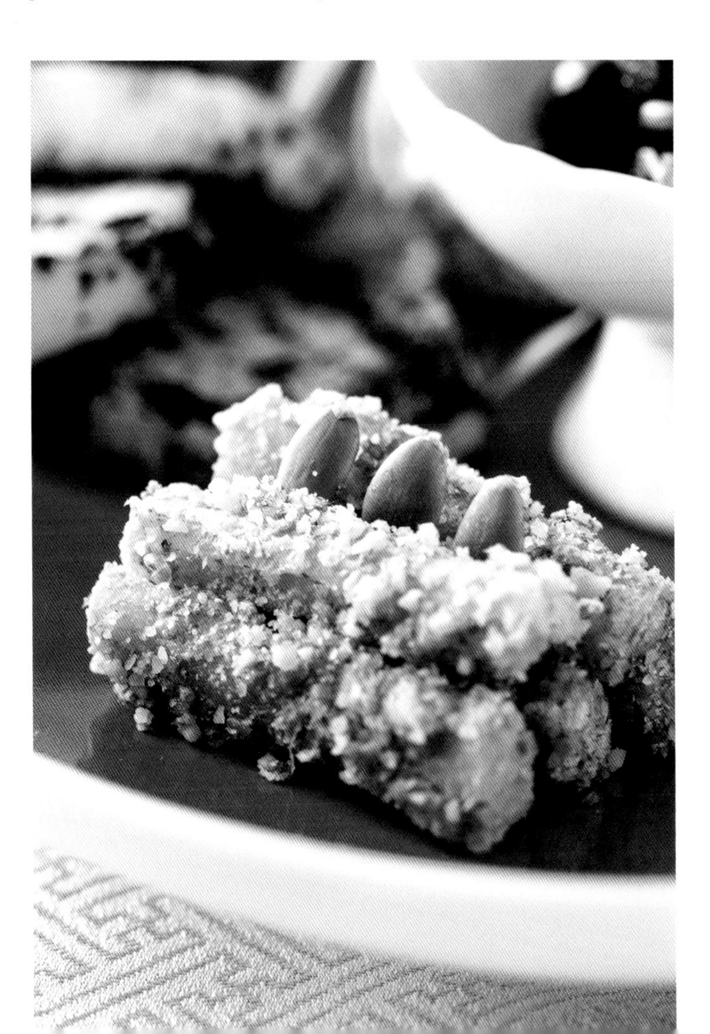

冬

おせちにも

《白木耳(きくらげ)入りイカの釜揚げ》

材料（20個分）

乾燥白木耳 … 5g　水で戻す
真イカ … 2杯
Ⓐ
- 本葛粉 … 大さじ1
- 生姜 … 20g　すりおろし
- 天日塩 … 小さじ1

作り方

①白木耳は1時間ほど煮て、粗みじん切りにする。内臓処理をして皮を剥き、適当な大きさにカットした真イカ、白木耳、Ⓐを合わせてフードプロセッサーにかける。
②沸騰した湯に❶をスプーンですくって投入し、5分ほど茹でる。ざるに上げ、冷ます。

ポイント
潤い食材の白木耳とイカで肺を労わり、活腸効果に。白木耳は、とろみが出るまで柔らかく下煮することで、有効成分の吸収力を高める。

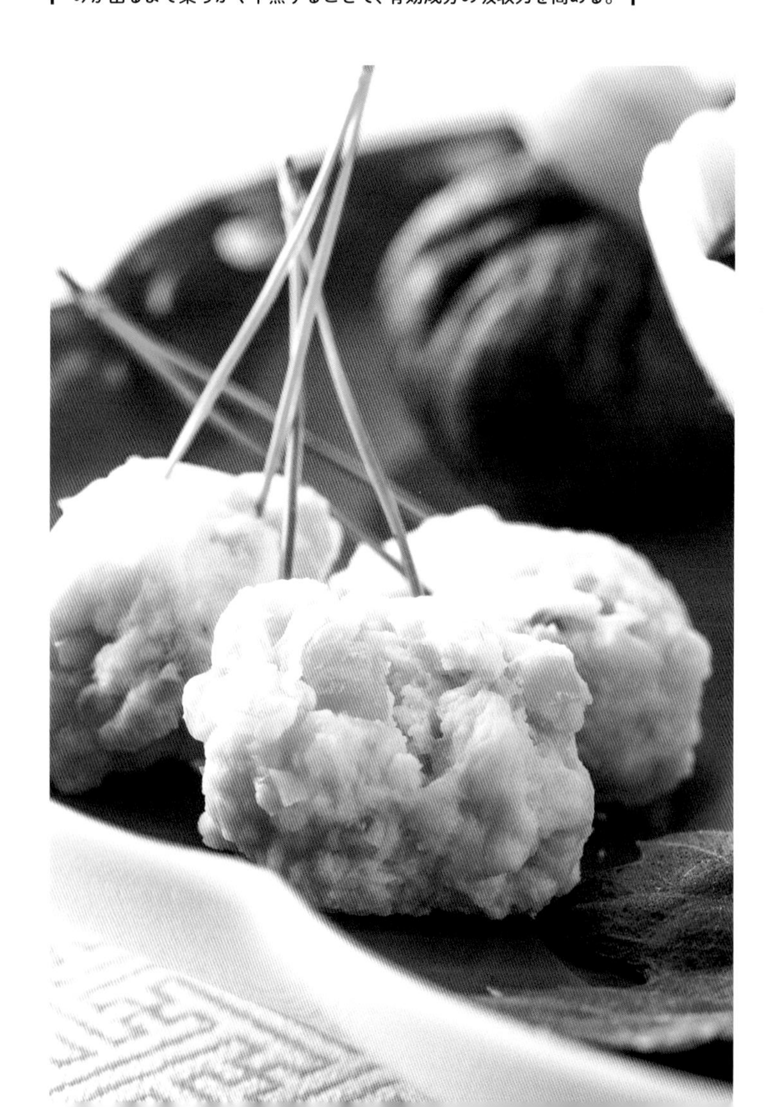

おせちにも

《黒豆こんにゃく赤ワイン煮》

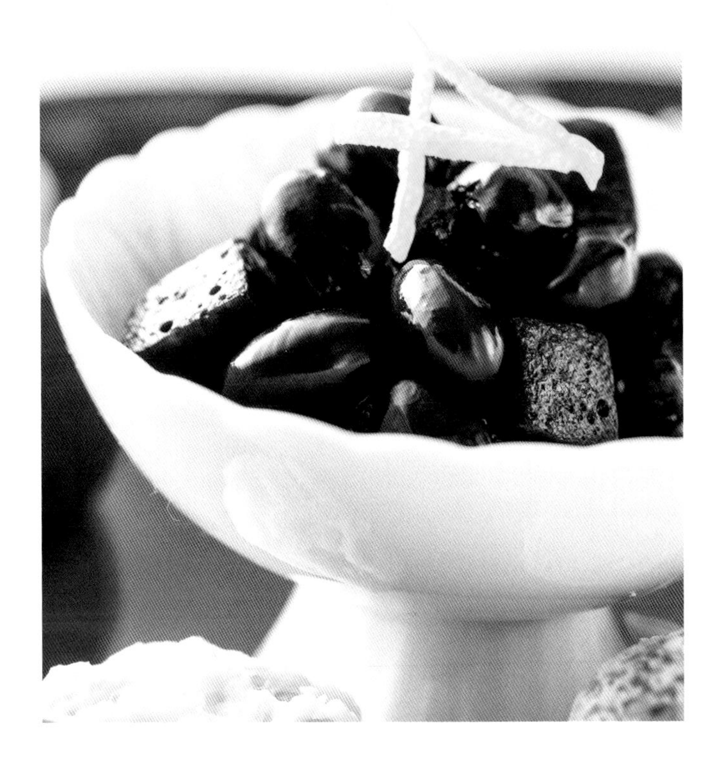

冬

材料（10食分）

黒豆 … 200g
こんにゃく … 250g　1.5cm角切り
赤ワイン … 200mℓ
Ⓐ きび砂糖 … 130g
　 醤油 … 大さじ2
　 天日塩 … 小さじ1/2
Ⓑ ブルーベリー（ドライ）… 20g
　 昆布 … 10cm長さ1枚

ポイント

腎強化に役立つ黒色食材の黒豆、ブルーベリー、赤ワインの抗酸化成分が効く。身体を冷やさず、利尿効果が得られ、整腸作用も。

作り方

①水1ℓにⒶを加えて、ひと煮立ちさせ、冷ます。これに洗った黒豆を一晩浸し、豆のしわがなくなるまで戻す。
②こんにゃくは沸騰した湯に入れて2分茹で、ざるに上げる。赤ワインは中火にかけ、沸騰したら弱火で5分煮て、アルコールを飛ばす。
③❶を火にかけ、沸いてきたら弱火にして、アクを取りながら1時間煮る。さらに❷とⒷを加え、弱火で2時間煮る（昆布は1時間で取り出す）。黒豆がふっくらと柔らかく煮上がったら、火を止めて一晩置く。

《炒り黒豆入りカキのアヒージョ》

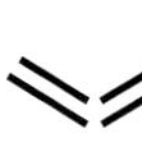

材料（4人前）

カキ … 300g
ブラウンマッシュルーム … 8個
Ⓐ
- 炒り黒豆 … 20g
- 昆布 … 5g　2cm角に切る
- ニンニク … 2片　スライス
- 鷹の爪 … 2～3本　種を除く
- 米油 … 180mℓ

黒胡椒 … 少々
パセリ … 2本
バゲット … 適宜

作り方

①鍋にⒶを入れて、弱火にかける。沸々としてニンニクが浮いてきて香りが立ってきたらカキとマッシュルームを加え、4～5分煮て、黒胡椒を振る。
②パセリを全体に振りかける。バゲットにオイルを付けて食す。
※保存の効く作り置きおかずとしても重宝します。たくさん作ってほかのお料理にも活用しましょう（92、93、109ページ参照）。

ポイント

カキは疲労回復に、黒豆や昆布で瘀血落としに。いずれも、冬に疲弊しやすい腎に作用する効能があり、足腰の重だるさや耳鳴り、めまいなど冬の不調改善に。

冬

Pick up!

◆カキの下ごしらえ

水（1ℓ）、塩（30g）を合わせ、3%の塩水を作る。
①ボウルに塩水の半量を入れてカキを優しく洗う。残りの塩水に入れ変えて再度洗う。
②汚れが出てきたら水洗いする。
③水気をザルで切り、塩（分量外）を振りかけてからボウルに張った水に浸し、ひだの部分もよくもみ洗いする。
④水洗いしてザルに上げ、キッチンペーパーなどで水分を拭き取る。
⑤縮み防止と消化を助けるため、本葛粉を全体にまぶす。

◆特徴を知って活かそう「カキ」

パワーフードと言われるカキだが、ビタミンB1とβカロテンと食べ合わせれば、さらに効力アップ。ビタミンB1は豚肉や雑穀、胚芽などに、βカロテンは、人参、南瓜、パセリなどに豊富。また、レモンやスダチなどビタミンCと合わせることで、カキの亜鉛や鉄分の吸収を助ける。

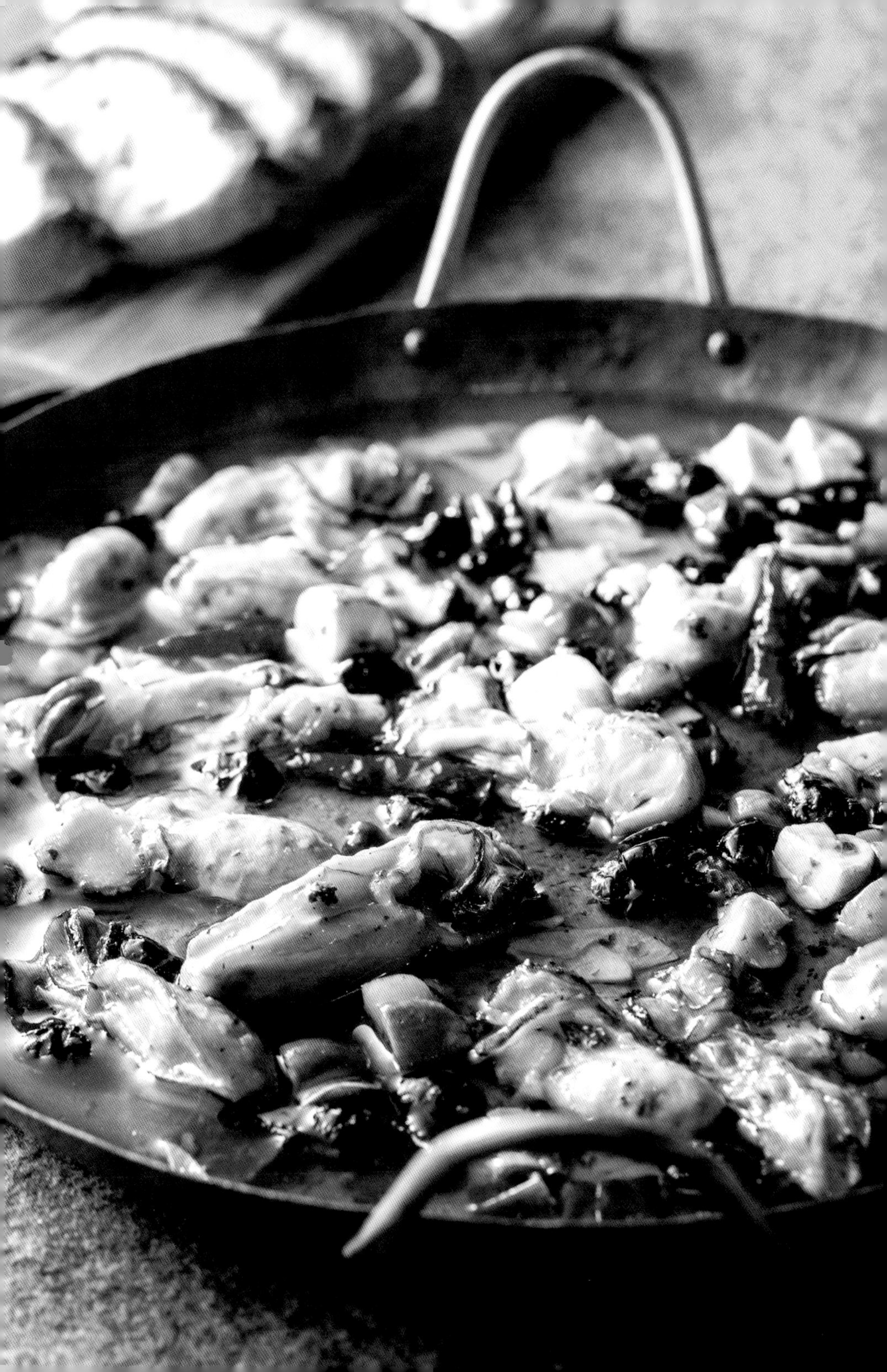

カキのアヒージョ活用レシピ

《炊き込みご飯》

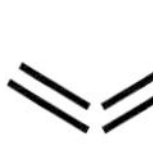

材料（4人前）

Ⓐ
- 胚芽米 … 2合
- アヒージョのオイル … 大さじ1
- 黒胡麻ペースト … 小さじ2
- 赤梅酢 … 小さじ2
- 白ワイン … 大さじ1
- 醤油 … 大さじ1

Ⓑ
- アヒージョのカキ … 8粒
- その他アヒージョの具材 … 適宜
- エリンギ … 2本　スライス
- ローリエ … 1枚

スダチ … 1個

作り方

①炊飯釜にⒶを入れて、規定量の水を足す。
②❶にⒷをのせて炊く。
③スダチは皮の部分は千切りにし、果汁は搾っておく。
④器に盛ってから❸の果汁をご飯にかけ、皮をあしらう。

ポイント

赤梅酢は天然の「酸化防止剤」。油のダメージを回避。ビタミンB1を含む分搗き米（胚芽米）を用いれば、糖質代謝の促進に。

カキのアヒージョ活用レシピ

《人参の三五八(さごはち)オイル漬》

材料（４人前）

人参 … 150g　1.5cm角切り
オリーブの実（塩漬け）… ５粒
アヒージョのカキ … ４粒
Ⓐ［麹漬けの素 … 大さじ１
　 アヒージョのオイル … 大さじ1.5

作り方

①容器にⒶを入れて、よく馴染ませる。
②人参、オリーブの実、アヒージョのカキを加え、よく和えてから一晩漬ける。

ポイント

麹にオリーブオイルを合わせて、滋味深い味わいに。オリーブオイルのオレイン酸が腸の蠕動(ぜんどう)運動を活発にしてくれ、発酵食品の麹との相性もぴったり。人参の脂溶性ビタミンも活かされる。

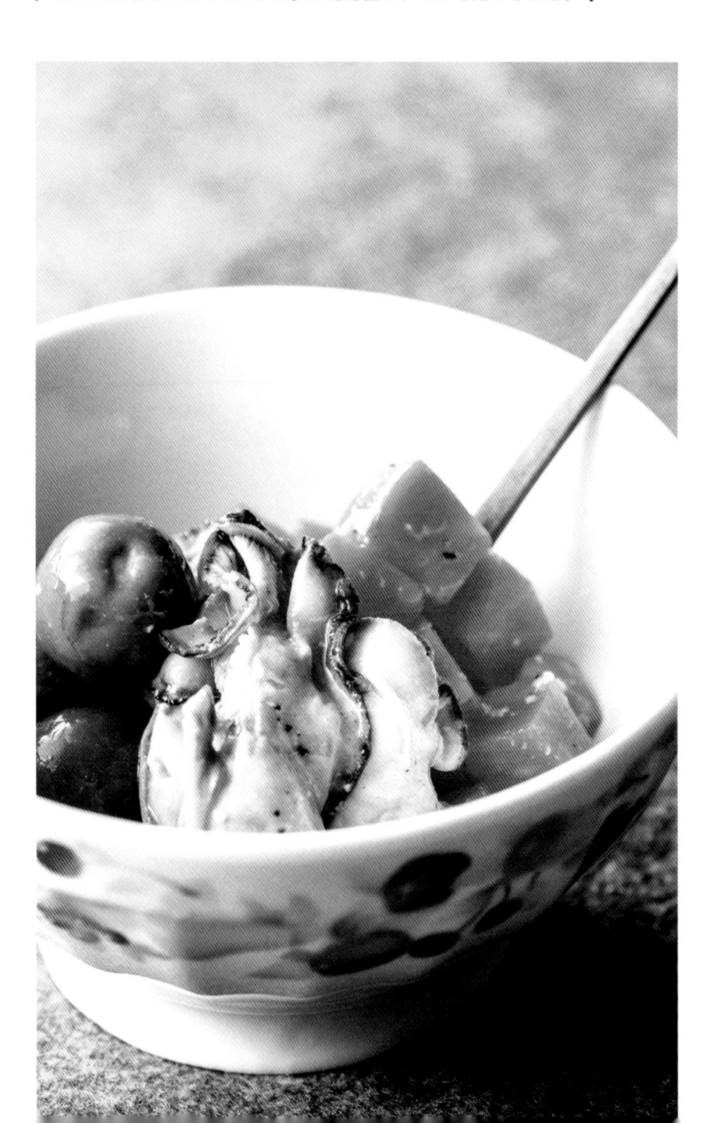

冬

《 ネギのスープ煮 海鮮サラダ 》

材料（4人分）

Ⓐ
- ネギ … 太いもの2本
- 昆布粉末 … 小さじ1/2
- 干し椎茸 … 1個
- ベジブロス … 500mℓ
  ※ベジブロスとは野菜の皮やヘタなどを煮出して作るだし。無添加コンソメなどで代用可

Ⓑ
- むきエビ … 50g
- 帆立 … 4粒

白ワイン … 大さじ1
EXVオリーブオイル … 大さじ2
タラゴン(乾燥、刻み) … 小さじ2　※乾燥バジルやパセリで代用可

作り方

①ネギは白い部分を12cm程度の長さに切りそろえる。干し椎茸は水100mℓに一晩浸し、粗みじん切りにする。
②鍋にⒶを入れて火にかけ、沸騰したら中弱火にして5分煮る。
③Ⓑに白ワインを振りかけて5分蒸し、粗みじん切りにする。
④ボウルに❷の煮汁大さじ2、オリーブオイル、❸、タラゴンを入れてよく混ぜ合わせる。
⑤ネギを盛り付け❹をかける。

ポイント
冷えに弱い腎を労わり、身体を温めてくれる組み合わせ。抵抗力をつけて風邪予防に。

Pick up !

◆特徴を知って活かそう「ネギ」

・白い部分に豊富な辛味成分のアリシンは、ビタミンB1と結合することで血中に長く留まることのできる性質に変わり、疲労回復に役立つ。生食すれば、発汗作用や血行促進作用が高く得られる。胃粘膜虚弱な人は、アリシンの刺激を和らげるため、加熱して摂る方がよい。

・青い部分はβカロテンが豊富。油と合わせて免疫力向上効果を。また、ゼリー状の粘質物は食物繊維のフルクタンで、熱に強い。

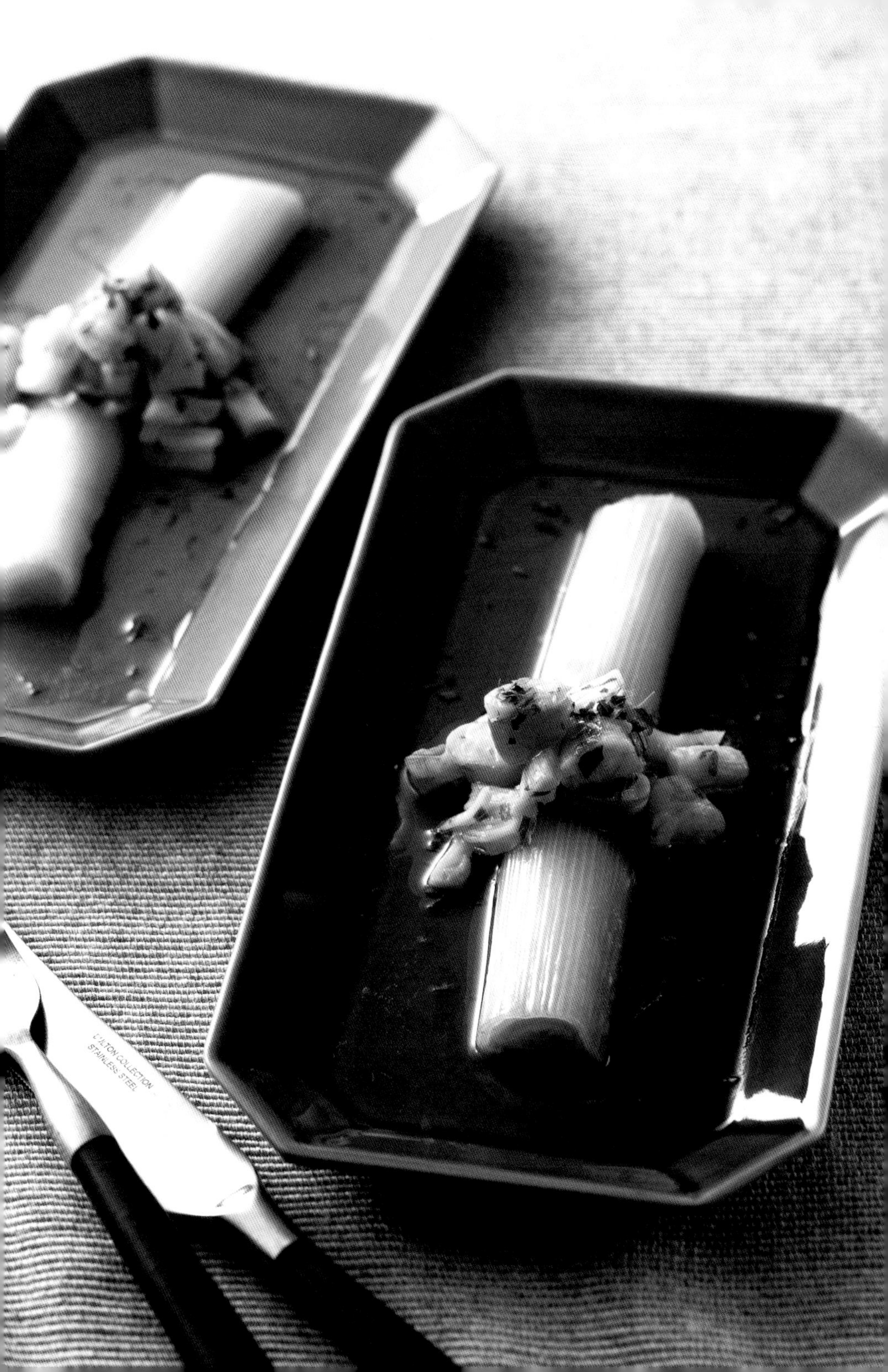
COLLECTION
STAINLESS STEEL

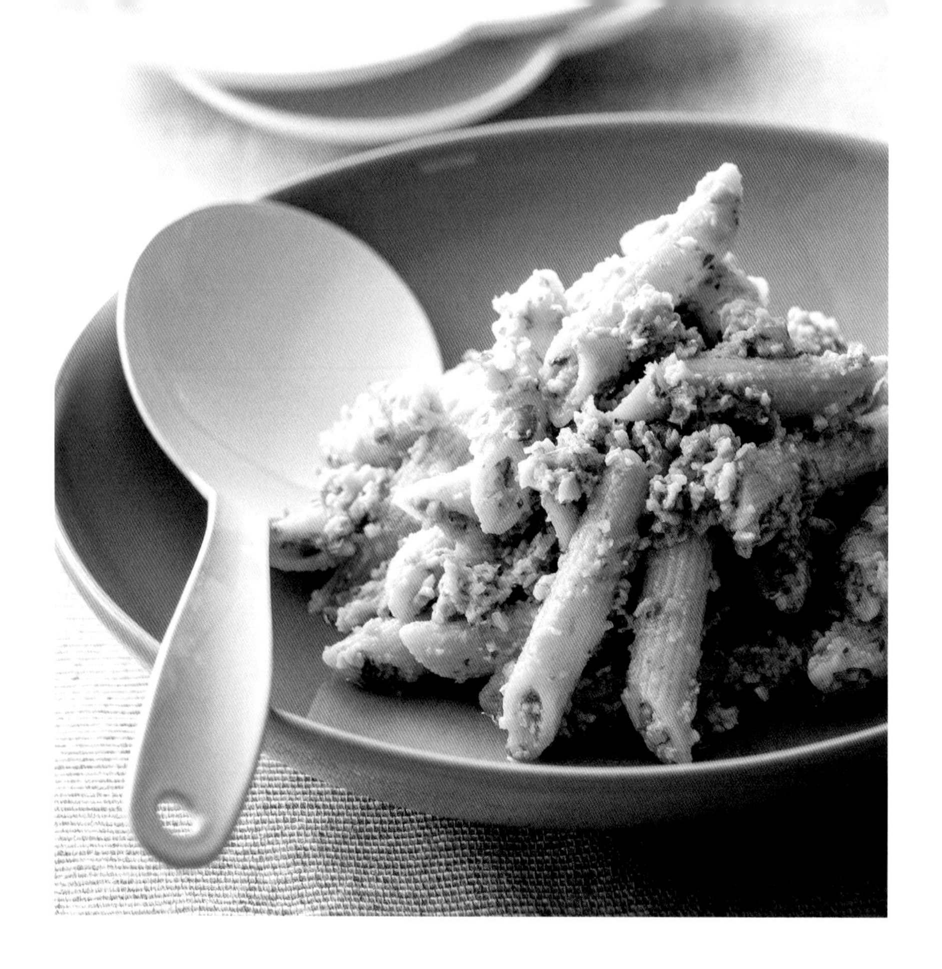

《 青ネギのジェノバソース 》

材料（4人分）

Ⓐ
- ネギ（青い部分）… 3本分
- 松の実 … 30g
- 南瓜の種 … 30g
- EXVオリーブオイル … 100㎖
- ニンニク … 1片
- 天日塩 … 小さじ1/2

ペンネ … 200g
天日塩 … 大さじ1

作り方

①Ⓐをフードプロセッサーにかける。
②ペンネは天日塩を加えた熱湯で茹で、湯切りする。
③フライパンに米油（分量外）を引いて温めてから、❶のジェノバソースを入れて中火で熱し、沸いてきたらペンネを入れ、さっとからめる。

ポイント

ネギの青い部分にみられるゼリー状の粘質物は、大切な食物繊維。水銀や鉛などの有害物質の排出を促してくれる。油と合わせてβカロテンも活かす。

ネギの洋風甘酢和え

材料（4人分）

ネギ（白い部分）… 2本
人参 … 20g
リンゴ酢 … 大さじ1強

Ⓐ
- オリーブの実 … 4粒　みじん切り
- レモン汁 … 大さじ1強
- EXVオリーブオイル … 大さじ2弱
- きび砂糖 … 小さじ2
- 胡椒 … 少々

作り方

①ネギと人参は5cm長さの細切りに。人参は天日塩（分量外）を振り、しんなりしたら水分を絞る。
②ネギと人参にリンゴ酢をまぶしておく。
③Ⓐをよく混ぜ合わせ、❷を加えて馴染ませる。

ポイント
血の巡りや発汗を促してくれるネギの辛味成分アリシンは熱に弱いので、生食でたっぷり食べられる一品に。オリーブの実は、粘膜強化や皮膚を丈夫にしてくれる。

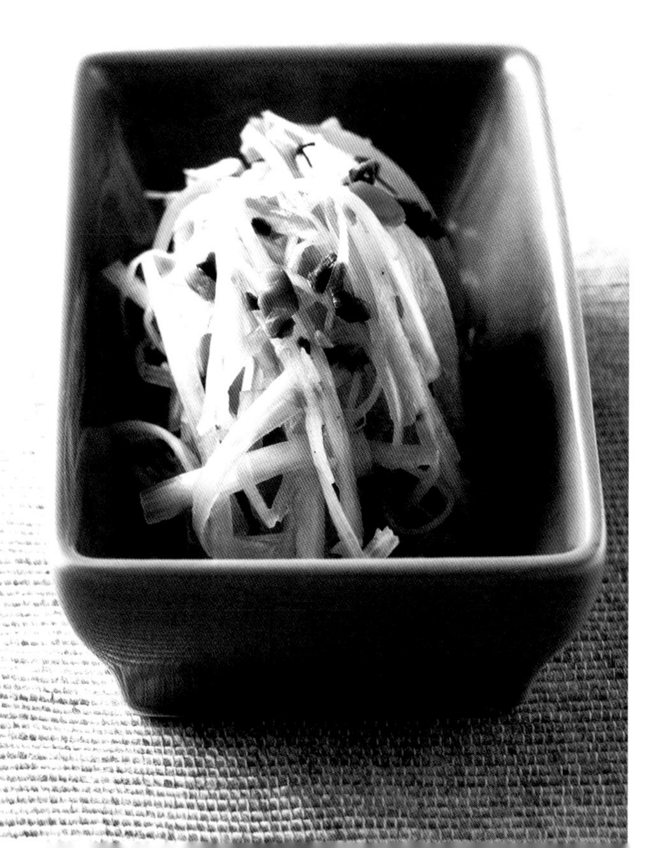

冬

《陳皮入り三宝粥》

材料（4人分）

米 … 1合
陳皮 … 粗粉末で小さじ2
鶏手羽元 … 4本
Ⓐ
- 乾燥黒木耳 … 5g　水で戻して細切り
- 生姜 … 10g　スライス
- 純米酒 … 大さじ1.5
- 天日塩 … 小さじ1/2

米油 … 大さじ1
水 … 1,500mℓ

作り方

①米は洗ってザルに上げておく。鶏手羽元は天日塩（分量外）を振って揉みこみ、フライパンに米油を引いて表面を焼く。
②深めの鍋に水、❶、Ⓐ、陳皮の半量を入れて火にかける。沸騰したら弱火にして30分煮る。仕上げに残りの陳皮を加えて1分ほど煮る。

ポイント

疲れた胃腸にやさしい養生粥。陳皮は、煎じれば肺に作用して鎮咳去痰の薬効が得られ、浅い加熱ならば香りが活かされ氣の巡りアップ効果に繋がる。煮込み時と、仕上げ時の二段階に分けて加えるとよい。

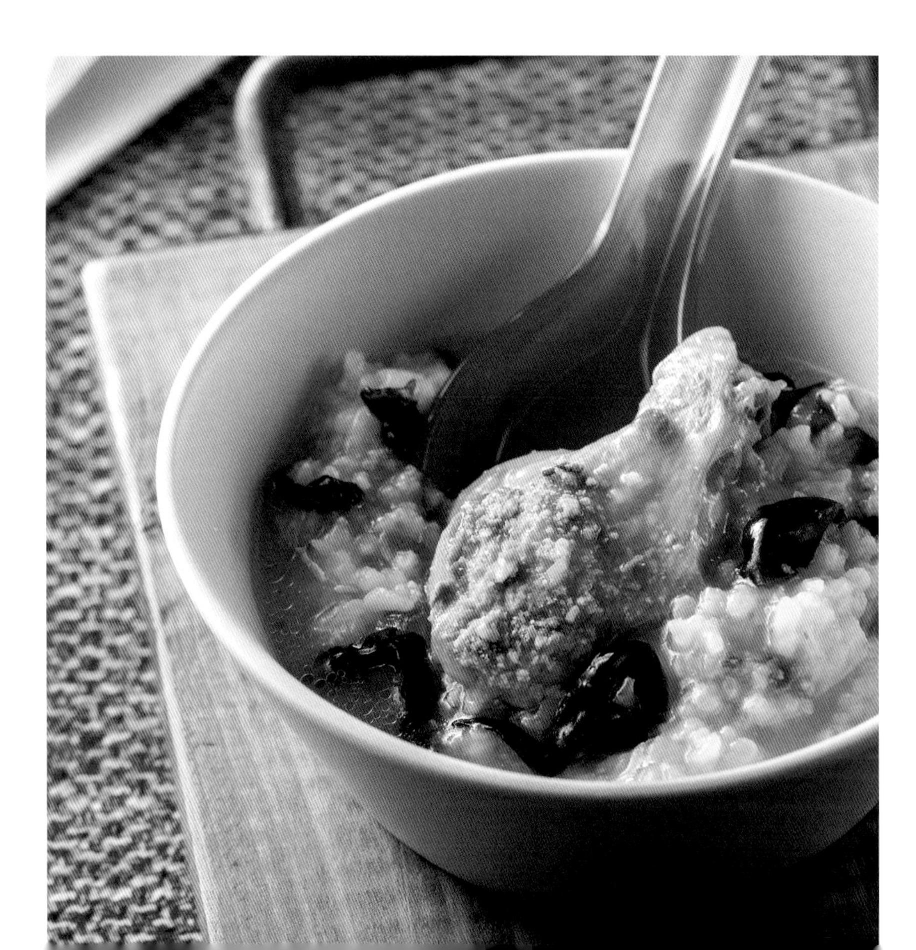

《真鱈(まだら)のみかんチリソース》

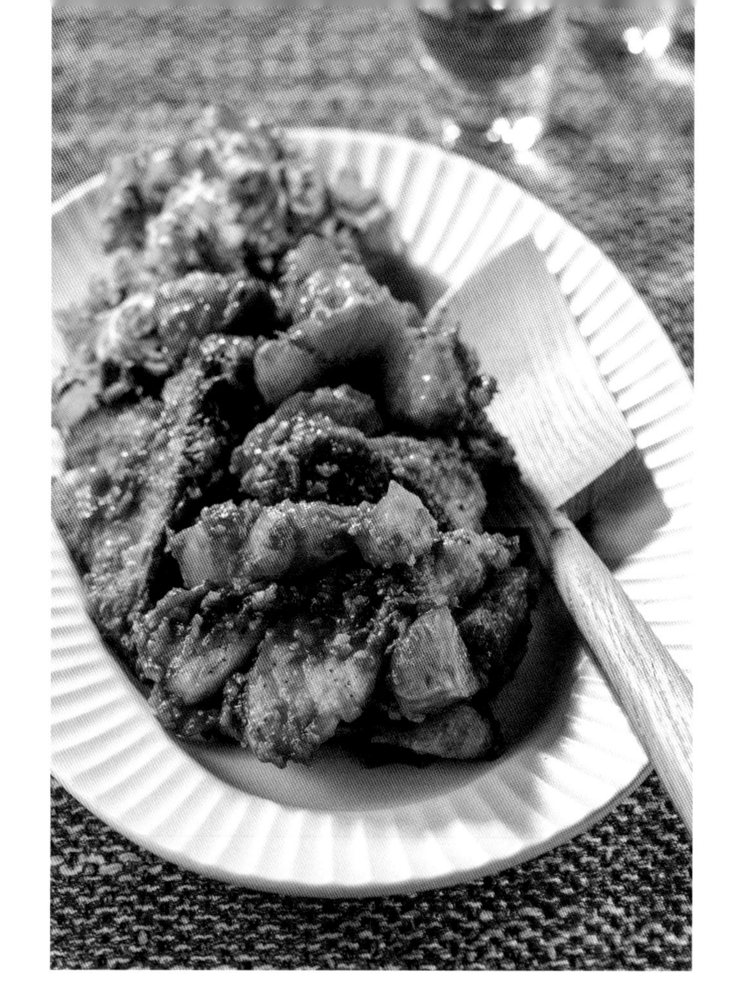

冬

材料(4人分)

真鱈…4切(300g)
米粉…適宜
天日塩…適宜
胡椒…適宜

Ⓐ
- 生姜…20g　みじん切り
- ニンニク…1片　みじん切り
- ネギ…1/2本　みじん切り
- 豆板醤…小さじ2

Ⓑ
- みかん…中2個　果実を粗切り
- トマトケチャップ…大さじ3
- きび砂糖…小さじ2
- 醤油…小さじ2

米油…適宜

作り方

①真鱈は一口大に切って塩・胡椒、米粉をまぶし、米油で両面をカリっと焼く。
②フライパンに米油、Ⓐを入れて火にかけ、香りが立ってきたらⒷを加え、味を馴染ませる。
③❶の鱈を加え、ソースをからませる。

ポイント

冬が旬の鱈は、タウリンやグルタチオンの効果で肝機能の助けとなる。みかんの酸味で辛味が和らぎ、呼吸器系統にもやさしい。みかんは白い筋も除かず用いて、食物繊維を活かす。

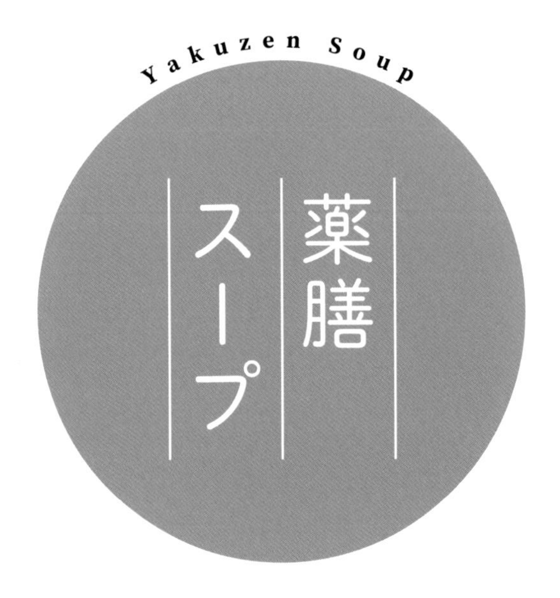

薬膳料理のカテゴリーの中でも重宝される「スープ」。

その魅力は、体調不良時でも胃腸への負担が少なく、食材の栄養分が身体に吸収されやすいことにあります。そこに薬膳的テーマの設定があれば、十分な滋養食となります。

食す人の体質や体調に適した食材、また時節的特徴と身体のはたらき方に適合した組み合わせにより、栄養の妙味が活かされ、カラダに美味しく、寄り添ってくれるスープに。また複数の食材を用いることで五味の調和も図りやすく、薬効の相乗効果も得られやすくなります。

内臓のバランスを調整し、老化を緩やかにすることに期待が持てる薬膳スープ。

季節ごとに、自分自身に合った組み合わせが見つけられたら最高ですね。

塩が決め手

塩を先に入れてから煮込むと、食材の旨味が引き出され、比較的温性寄りに仕上げることができます。

一方、仕上げに塩を入れると、あっさりすっきりとした味わいに。滋養スープという観点では、先に入れる方がお勧めです。

いずれの場合も、微量ミネラルを豊富に含んだ、上質な「お塩」を選んでください。

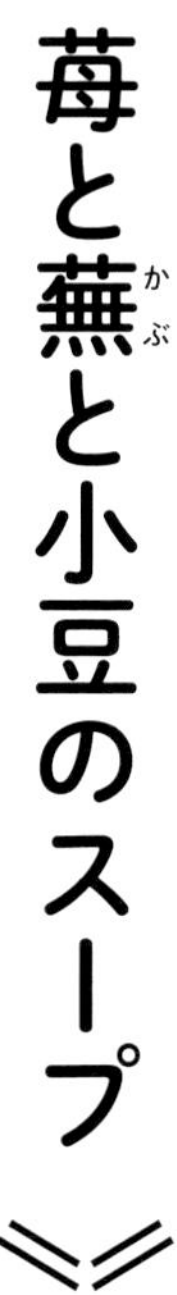

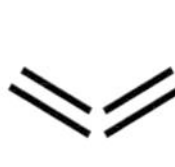

材料（4人分）

苺 … 100g

Ⓐ
- 蕪 … 中3個　1個を8等分
- 小豆（水煮）… 100g
- 昆布 … 5cm角1枚
- 天日塩 … 小さじ1
- 水 … 350㎖

無調整豆乳 … 400㎖

EXVオリーブオイル … 大さじ1

黒胡椒 … 適宜

作り方

①鍋にⒶを入れて煮る。蕪が柔らかくなったら昆布は取り除き、火を止めて冷ます。苺と合わせてミキサーにかける。

②鍋に移し豆乳を加えて温め、天日塩と胡椒で味を調える。器に盛り、オリーブオイルをかける。

ポイント

苺は加熱すれば整腸作用アップ。蕪・小豆と合わせて解毒をスムーズに。

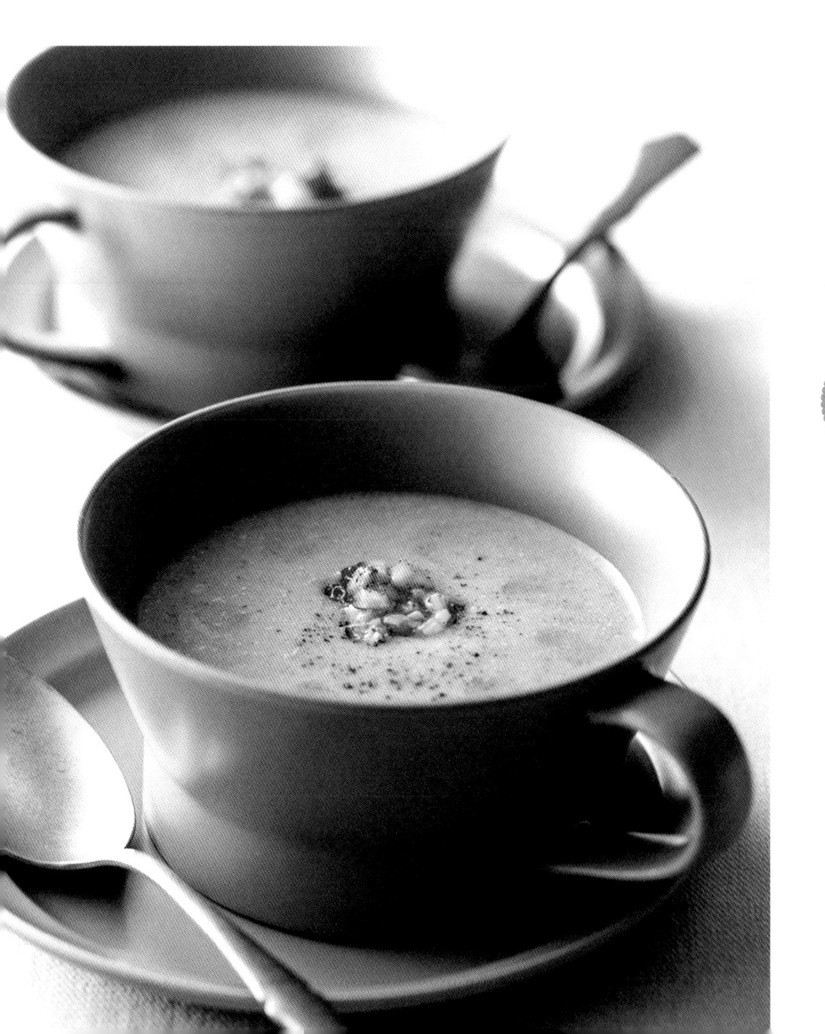

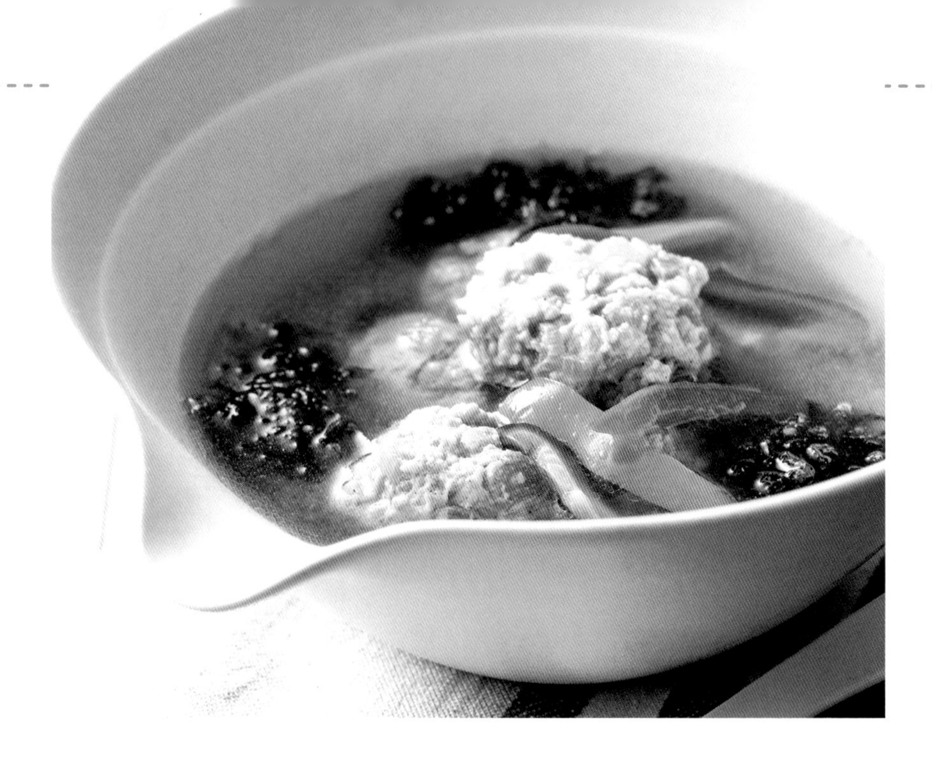

《 蕗(ふき)入り鶏団子のスープ 》

春

材料（２人分）

Ⓐ
- 鶏挽肉 … 100g
- 蕗 … ２本　下処理後、小口切り
  ※蕗の下処理は28ページ参照
- 生姜 … 10g　すりおろし
- 本葛粉 … 大さじ1/2
- 純米酒 … 小さじ１
- 天日塩、胡椒 … 少々
- 醤油 … 小さじ１

〈スープ〉

Ⓑ
- 水 … 400mℓ
- 干し椎茸 … １個　戻してスライス
- 昆布粉末 … 小さじ１
- 塩麹 … 小さじ２

胡椒 … 少々
胡麻油 … 小さじ２
あおさのり … ３g

作り方

①Ⓐを混ぜ合わせ、等分の大きさに丸める。
②鍋にⒷを入れて火にかけ、沸騰したら❶を入れ２分煮る。胡椒で味を調え、仕上げに胡麻油を加える。
③あおさのりは、さっと水で戻して水気を絞り、スープに浮かす。

ポイント
蕗の苦味と香り成分で消化力を高め、海藻との相乗効果で老廃物の排出促進。

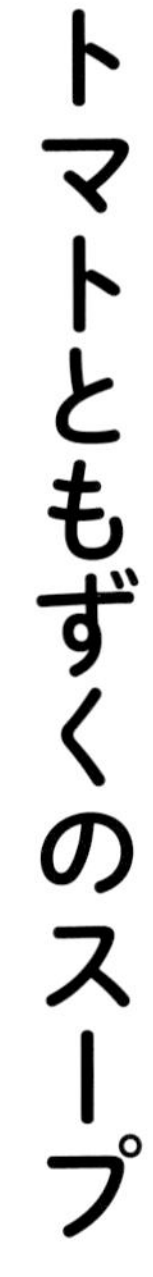

《トマトともずくのスープ》

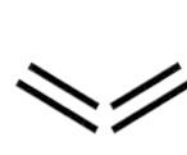

初夏

材料（4人分）

トマト … 大3個　粗みじん切り
もずく（塩蔵）… 100g　塩出しし粗切り

Ⓐ
- ニンニク … 1片　みじん切り
- 玉ネギ … 1個　みじん切り

Ⓑ
- 梅醤 … 大さじ1
  ※梅醤の作り方は17ページ参照
- 白ワイン … 大さじ2
- オレガノ（乾燥）… 小さじ2
- 胡椒 … 少々

EXVオリーブオイル … 大さじ2
米油 … 大さじ1
天日塩 … 少々

作り方

①もずくはEXVオリーブオイルと合わせておく。
②フライパンに米油とⒶを入れて火にかけ、天日塩で炒める。しんなりしたらトマトも加え、火を通す。粗熱を取り、フードプロセッサーにかける。
③❷を鍋に戻して火にかけ、Ⓑを加えて味を調える。器に盛り❶のもずくを添える。

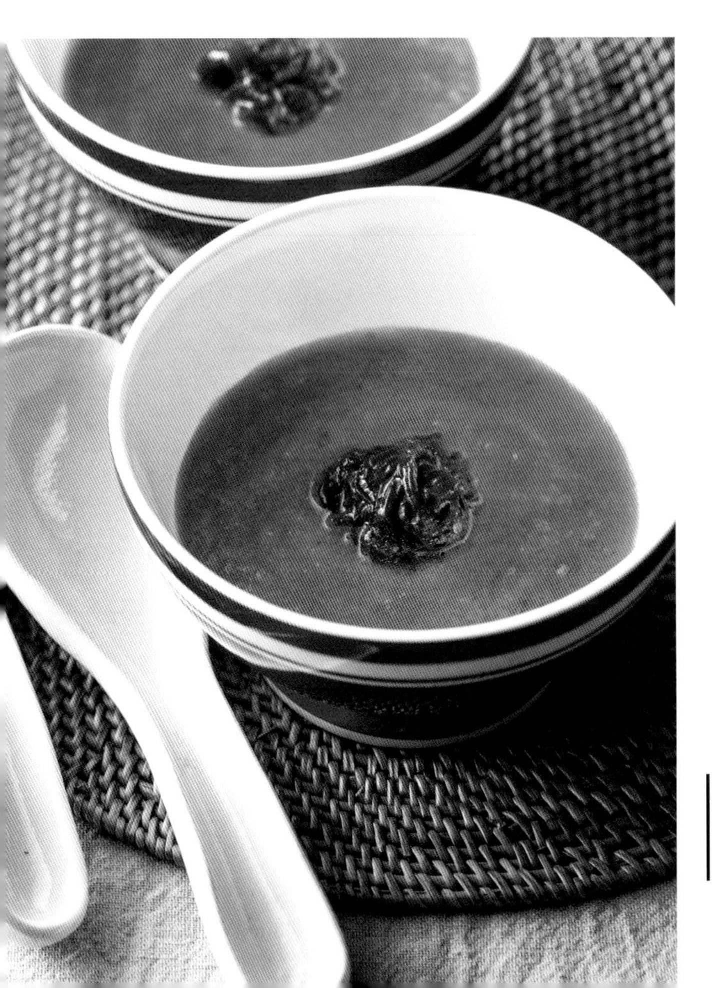

ポイント

のぼせ体質、または暑い日向けのむくみ解消＆血液浄化スープ。

《切り干し大根入りビシソワーズ》

長夏

材料（２人分）

ジャガイモ … 中２個
玉ネギ … 1/2個
切り干し大根 … 20g
昆布 … ５cm角１枚
米油 … 大さじ１
Ⓐ 白ワイン … 大さじ２
　 ローリエ … １枚
　 天日塩 … 少々
無調整豆乳 … 200mℓ
胡椒 … 少々
水 … 適宜

作り方

①切り干し大根と昆布は浸る程度の水でしっかり戻し、切り干し大根は粗みじん切りにする。戻し汁は取っておき、水を加えて300mℓにする。
②玉ネギはスライス、ジャガイモは皮を剝いて５mmの厚さに切り、米油で炒める。火が通ったら❶の切り干し大根とその浸し水、昆布、Ⓐを加え、ふたをして水分がなくなるまで煮る。
③粗熱を取り昆布を取り出して、フードプロセッサーにかける。
④鍋に移し豆乳を加えて温め、塩・胡椒で味を調える。

ポイント
アミノ酸も豊富な切り干し大根。天日干しを選びたい。

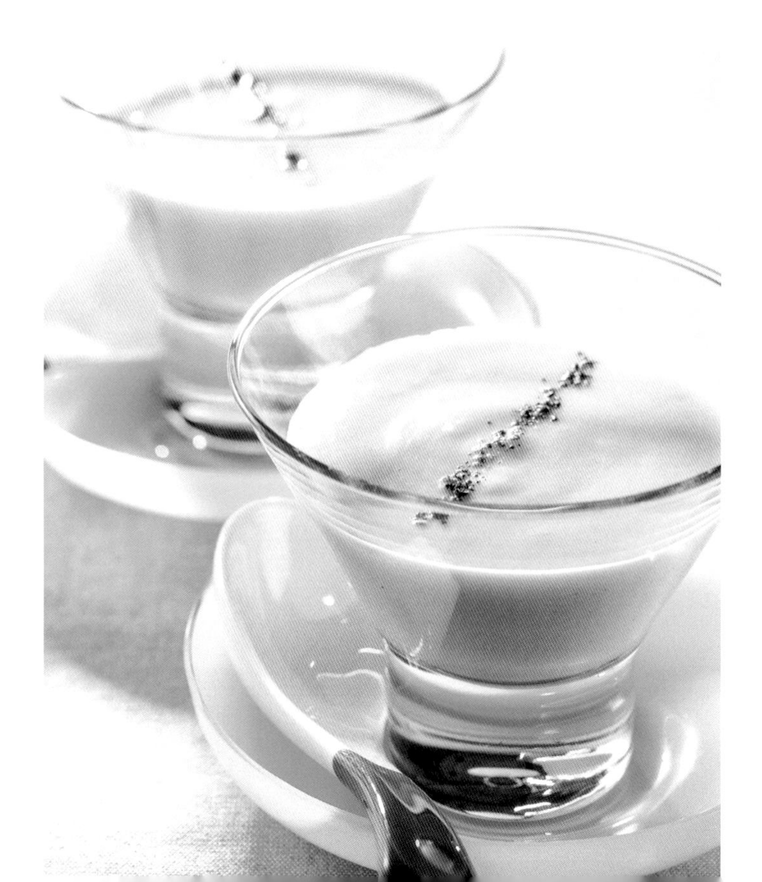

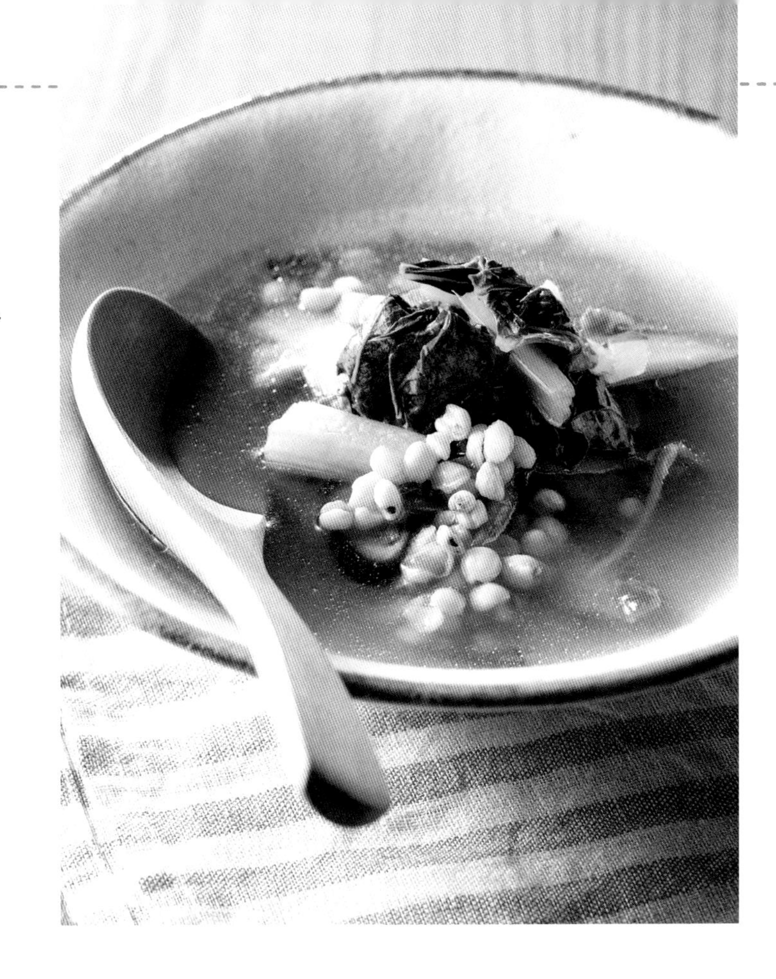

《はと麦入りごぼうと梅干しのスープ》

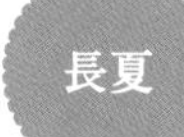
長夏

材料（4人分）

Ⓐ
- ごぼう … 中1本
- 叩いた梅干し … 1個分
- はと麦 … 20g
- 生姜 … 20g
- 塩麹 … 大さじ1
- 純米酒 … 大さじ1

干し貝柱 … 1個分
昆布 … 5cm角1枚
干し椎茸 … 2個
小松菜 … 1株
胡麻油 … 大さじ1

作り方

〈下準備〉はと麦は一晩水に浸しザルに上げて水を切る。ごぼうは5mm厚さの斜めスライス。干し貝柱・昆布・干し椎茸も一晩水に浸しておく。生姜は千切りにし、低温から胡麻油で炒める。

①戻し汁に水を足して800mlにし、ほぐした干し貝柱、細切りにした昆布、スライスした干し椎茸、Ⓐを入れて火にかける。沸騰したら弱火にして40分煮る。

②一口大に切った小松菜を胡麻油で炒め、トッピングする。

ポイント

腎を労わり氣を補う滋養スープ。冷え体質の人はもち麦を加えるとよい。

ふわふわ長芋団子の白秋スープ

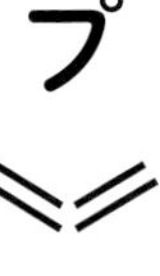

材料（2人分）

長芋 … 100g
リンゴ酢 … 小さじ2
本葛粉 … 大さじ1
鶏もも肉 … 100g
乾燥白木耳 … 5g
Ⓐ 高野豆腐 … 1/2枚
　 昆布 … 5cm角1枚
天日塩、胡椒 … 少々
白胡麻ペースト … 小さじ2
Ⓑ 塩麹 … 小さじ2
　 醤油 … 小さじ2
Ⓒ 空心菜 … 3本
　 　4cm長さに切りさっと炒める
　 ネギ（白い部分）… 1/4本
　 　白髪ねぎ
　 糸唐辛子 … 少々
　 　※のぼせ体質の方は除く

作り方

①Ⓐは400mℓの水に一晩浸し、高野豆腐は短冊切り、昆布は細切りにする（戻し汁は捨てない）。
②白木耳は水で戻し、繊維が柔らかくなるまで2時間ほど下煮する。
③鶏もも肉は一口大に切ってから、塩・胡椒をして両面を焼く。
④すりおろした長芋に、リンゴ酢と本葛粉を混ぜ合わせる。
⑤❶、❷、❸を合わせて火にかけ、沸騰したら中弱火にして10分煮る。白胡麻ペーストを加えて溶けたら、Ⓑで味を調える。
⑥❹を一口大のスプーンですくって鍋に落とし、2〜3分火を通す。器にスープを盛り、Ⓒを添える。

ポイント
潤いの白色食材を活かしたスープ。葱白（そうはく）（ネギの白い部分）は、水にさらさず用いて有効成分を活かす。

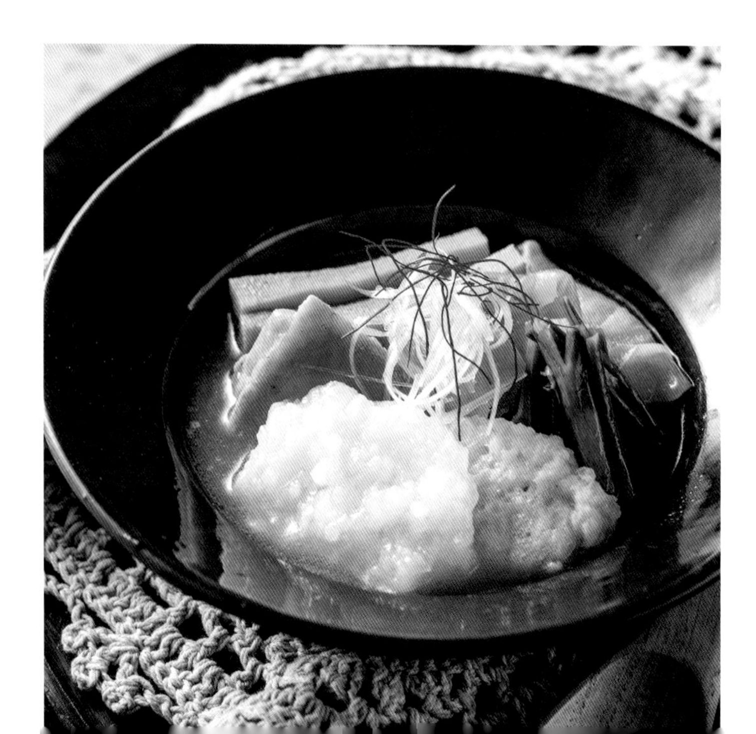

越乃鶏とリンゴの蒸しスープ

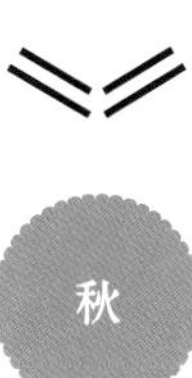

秋

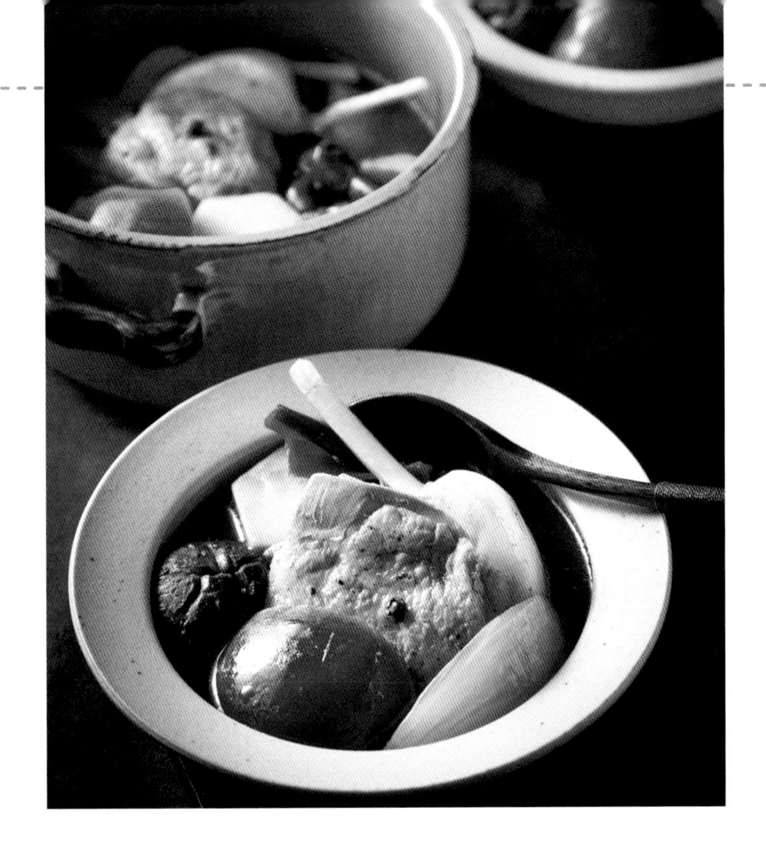

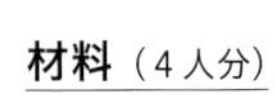

材料（4人分）

越乃鶏もも肉 … 1枚
リンゴ … 1個
Ⓐ
- 人参 … 100g
- 里芋 … 大2個
- 玉ネギ … 1/2個
- 蕪 … 1個

干し椎茸 … 4個
昆布 … 10cm 1枚
クローブ … 4個
Ⓑ
- 白ワイン … 60mℓ
- 塩麹 … 大さじ2
- 醤油 … 大さじ2

米油 … 適宜
天日塩、胡椒 … 各適宜

作り方

〈下準備〉土鍋に水600mℓを入れ、干し椎茸を戻しておく（ⓐ）。鶏肉は4等分に切って塩・胡椒し、一切れずつにクローブを1個刺しておく。リンゴは4等分のくし形切り。人参（皮ごと）と里芋（皮を剝く）は一口大に切る。玉ネギは芯を付けて4等分に切る。蕪は葉を4cmほど付けたまま、くし形に切る。

①米油で鶏肉とⒶを焼く（表面のみ）。

②ⓐに❶、リンゴ、戻し汁でぬらしてから結んだ昆布を入れ、Ⓑを加えてふたをする。蒸気の上がった蒸し器に土鍋を入れ、中火で20分蒸す。

※土鍋の蒸気穴は、布きんなどでふさぐ。小ぶりの1人用鍋や耐熱の密閉容器などに小分けし、蒸してもよい。

ポイント

食材も保湿して身体を潤す、秋薬膳にぴったりの調理法。

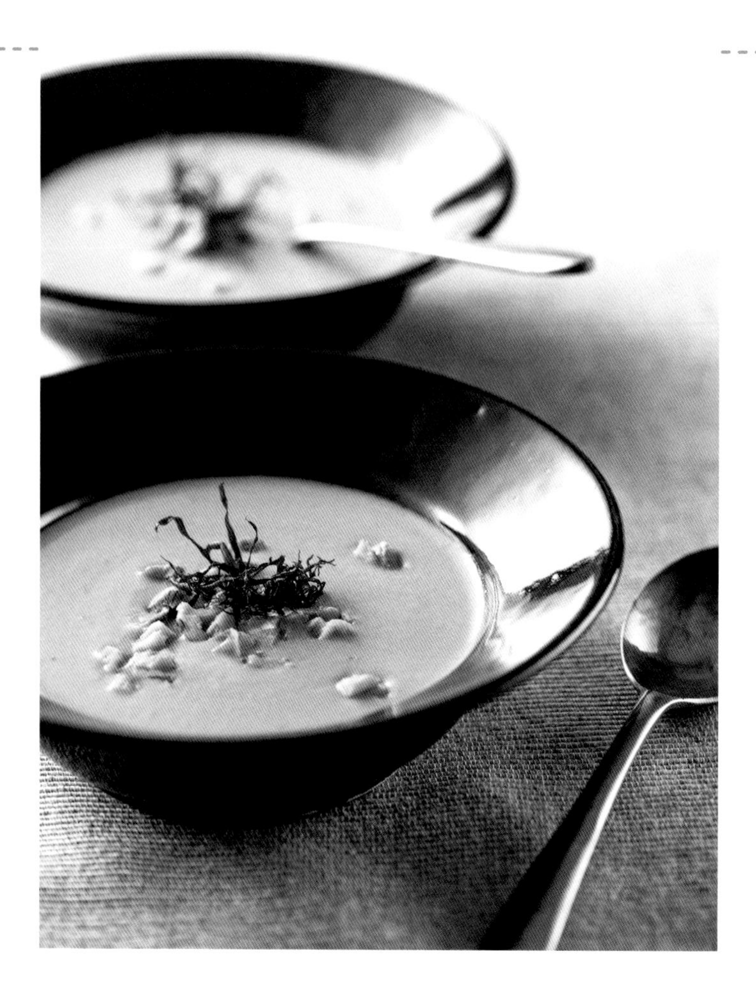

≪ネギとクルミのポタージュ≫

冬

材料（4人分）

Ⓐ［ネギ … 太いもの2本　ざく切り
　 エノキダケ … 1/2パック　一口大に

クルミ … 40g

Ⓑ［天日塩 … 小さじ1
　 醤油 … 小さじ1

無調整豆乳 … 200mℓ

米油 … 大さじ1

EXVオリーブオイル … 大さじ1

フノリ … 適宜

作り方

①Ⓐを米油で炒める。表面に火が通ったら水300mℓ、Ⓑを加え中弱火で20分煮る。

②❶の粗熱を冷ましてから、クルミと合わせてフードプロセッサーにかける。

③❷に豆乳を加えて沸騰させないように温める。塩、胡椒で味を調えて器に盛り、オリーブオイル、フノリをトッピングする。

ポイント

冬場の呼吸器系統と腎強化に。

カキのアヒージョ活用レシピ
《黒木耳(きくらげ)と長芋のスープ》

冬

材料（4人分）

Ⓐ
- 乾燥黒木耳 … 5g
- 長芋 … 200g
- 昆布粉末 … 小さじ1
- 水 … 600㎖

Ⓑ
- アヒージョのオイル … 大さじ2
  ※カキのアヒージョは90ページ参照
- カレー粉 … 小さじ1
- 醤油 … 小さじ1
- 塩麹 … 小さじ2

Ⓒ
- アヒージョのカキ … 8粒
- ニラ … 4本
- 胡椒 … 少々

作り方

〈下準備〉黒木耳は水に戻して細切りにし、柔らかくなるまで下煮する。長芋は皮のまま洗って水気を拭き、直火で炙ってひげ根を焼く。長さ4cmの拍子木切りにする。ニラは4cm長さに切る。

①鍋にⒶを入れて火にかけ、沸騰したらⒷを加える。中弱火にして5分煮る。

②Ⓒを加えて火が通ったら出来上がり。

ポイント
長芋や黒木耳も粘膜を強化し免疫力向上に役立つ。

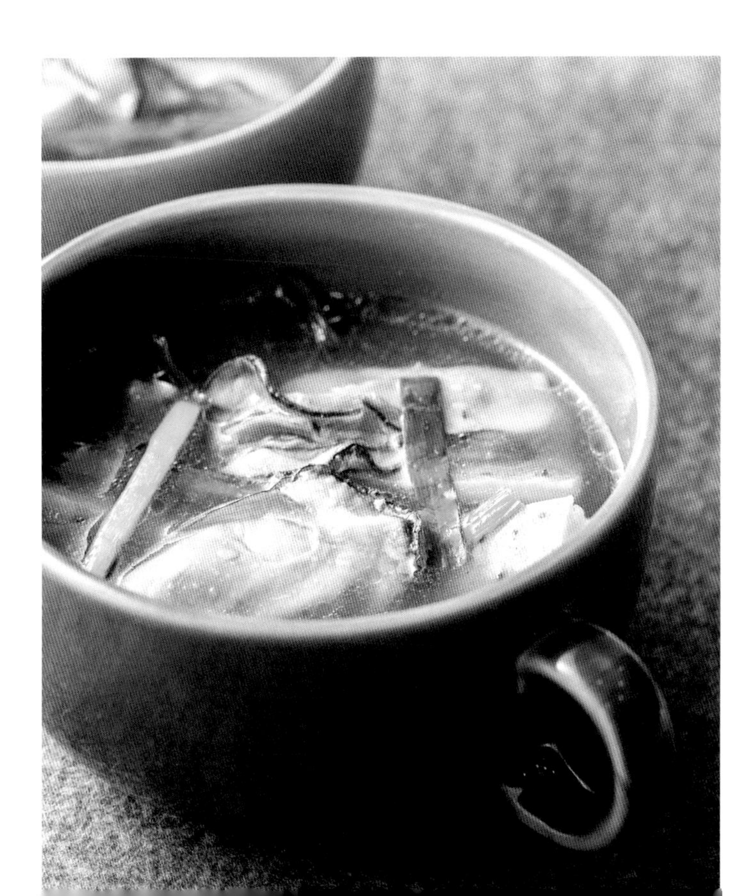

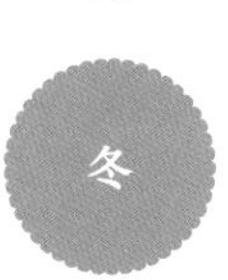

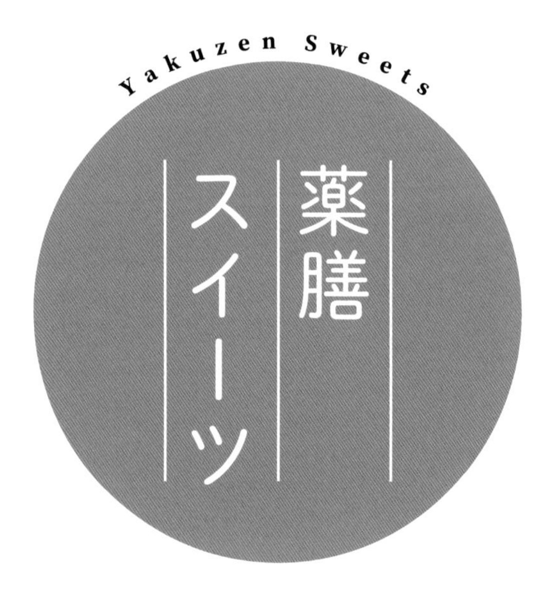

息抜きのタイミングや憩いの場で、私たちに癒やしを与えてくれるスイーツ。
内臓に負担をかけずに気分をリフレッシュさせたり、氣を補ってくれる「薬膳スイーツ」を作ってみましょう。

調理方法

◎蒸す、練り上げる、冷やし固めるなどが推奨される。
◎薬膳素材の消化吸収を妨げないように、オーブンでの高温焼成や高温の油で揚げることによって出現する糖化反応を避け、内臓への負担を軽減する。

食材の組み合わせ

◎「氣」「血」「水」の巡りを意識して組み合わせる。
（例）　氣滞→陳皮、ラベンダーやジャスミンの香りを添える
氣虚→クルミ、南瓜、アーモンド
瘀血→小豆、黒豆、白木耳
血虚→クコの実、ナツメ、レーズン、プルーン、無花果
水滞→蓬、はと麦

消化の助けとなる食材を活かす

（例）　本葛粉、寒天

焙(ほう)じ茶葛寒天ゼリー 苺豆腐クリーム

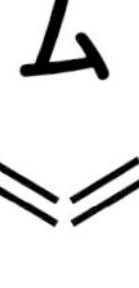

春

材料（4人分）

〈ゼリー〉

Ⓐ
- 焙じ茶 … 500mℓ
- 棒寒天 … 1/2本　戻してちぎる
- 本葛粉 … 大さじ2
  同量の水で溶く

きび砂糖 … 40g

〈豆腐クリーム〉

Ⓑ
- 苺 … 50g
- 木綿豆腐 … 100g　湯通し
- アガベシロップ … 大さじ2
  ※きび砂糖でも可
- EXVオリーブオイル … 大さじ1
- レモン汁 … 小さじ2
- 天日塩 … 少々

作り方

①鍋にⒶを入れて中弱火で煮溶かし、きび砂糖を加える。型に流し入れ、冷やし固める。

②Ⓑを合わせてフードプロセッサーにかけ、❶のゼリーにかける。

ポイント

焙じ茶は、「三年熟成番茶」がおすすめ。カフェインはほぼなく、強力な抗酸化作用・抗菌作用を持つ。味もまろやか。

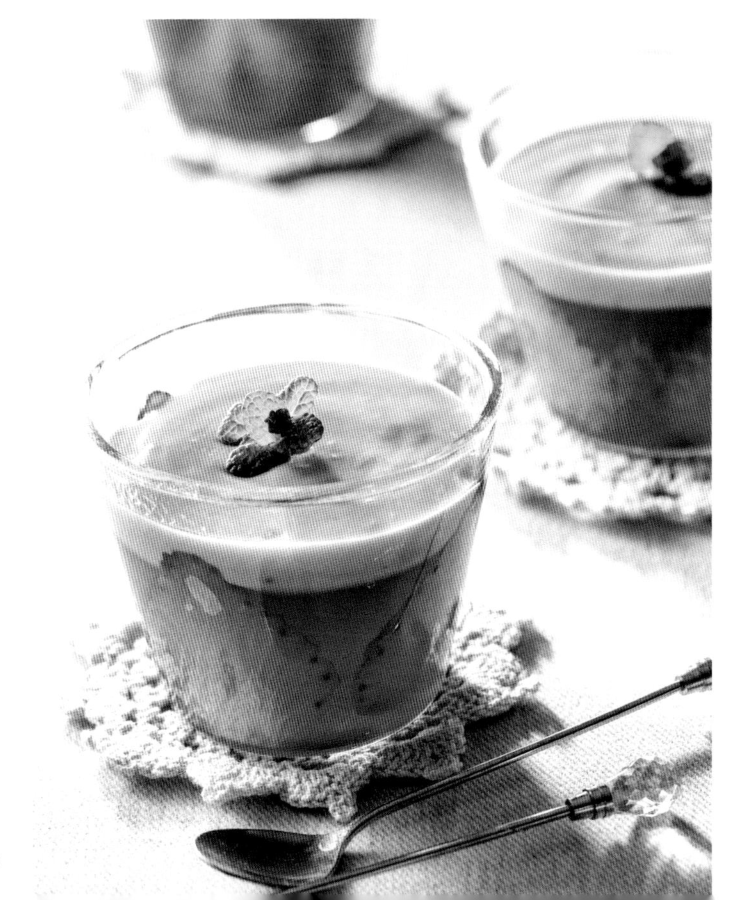

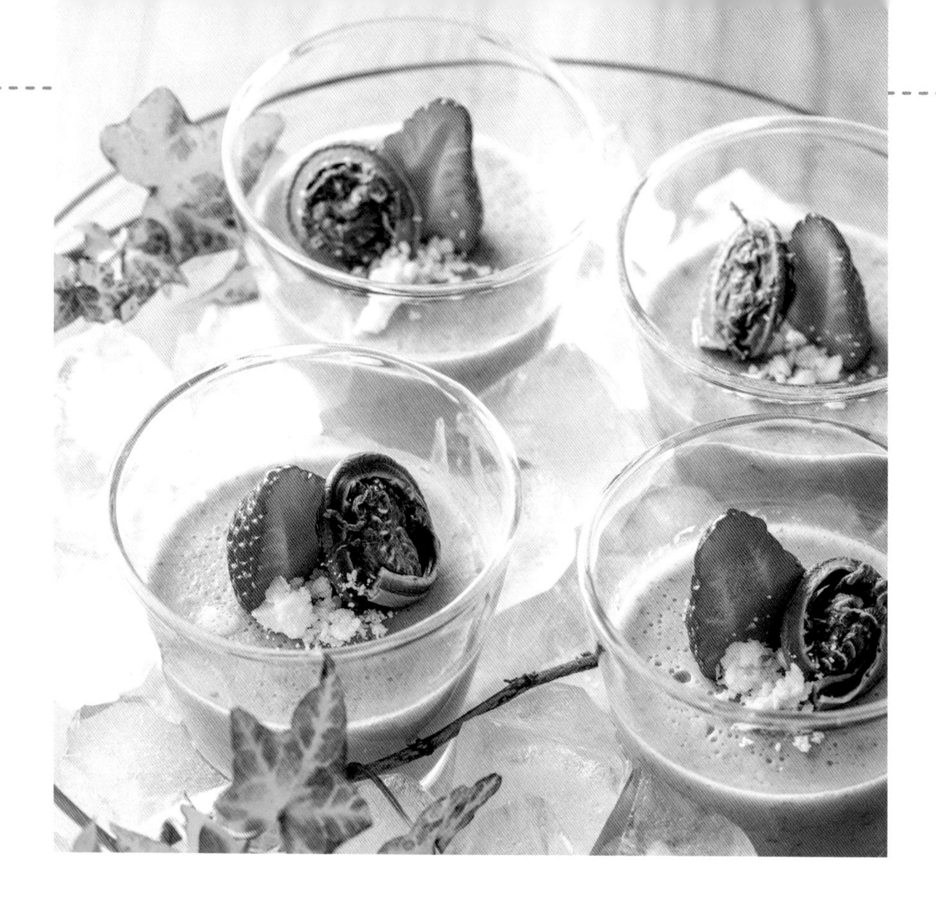

《 こごみの豆乳葛プリン 》

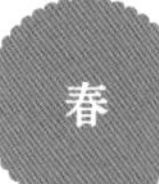

材料（6～8個分）

こごみ … 10本

Ⓐ ┌ 無調整豆乳 … 500mℓ
　 └ きび砂糖 … 70g

Ⓑ本葛粉 … 大さじ1.5
　同量の水で溶く

棒寒天 … 1/2本

ココナッツオイル … 大さじ1

ポイント

こごみに含まれる脂溶性の有効成分を活かすため、良質なココナッツオイルをトッピング。

作り方

①こごみは沸騰した湯に塩（水の２％）を入れ、１分茹でて水気を切る。先の部分をカットし、きび砂糖（分量外）で甘煮にする。残りはフードプロセッサーにかけてペースト状にする。

②棒寒天は200mℓの水に十分に浸し、煮溶かしたものを濾す。

③鍋にⒶ、❶のペーストを入れて中弱火にかけ、沸いてきたら❷の液を加える。再度沸いたらⒷ を入れ、混ぜ合わせながら弱火で５分加熱する。粗熱が取れたら型に流す。

④冷蔵庫で冷やし固めたら、❶の甘煮と好みで苺をのせ、食べる直前にココナッツオイルをかける。

蕗(ふき)と白木耳(きくらげ)の寒天寄せ

春

材料（15cm角、高さ4cmの流し型1台分）

蕗…太いもの3本
　※下処理については28ページ参照
乾燥白木耳…5g
茹で小豆…20g
Ⓐ［粉寒天…4g
　 水…400mℓ
きび砂糖…100g

ポイント
食感があり、よく咀嚼することで消化力もアップ。

作り方

〈下準備〉蕗は下処理し、流し型の幅にそろえて切る。白木耳は水で戻してからとろみが出るまで下煮する。

①鍋に蕗と、蕗が浸る程度の水、きび砂糖30gを入れて火にかける。沸騰したら中弱火にし、柔らかくなるまで煮て、冷ます。

②鍋にⒶを入れて火にかけ、十分に煮溶けたら、残りのきび砂糖を加える。白木耳と茹で小豆を入れ、ひと煮立ちさせる。

③流し型の底に蕗を並べ❷を流し入れ、冷やし固める。

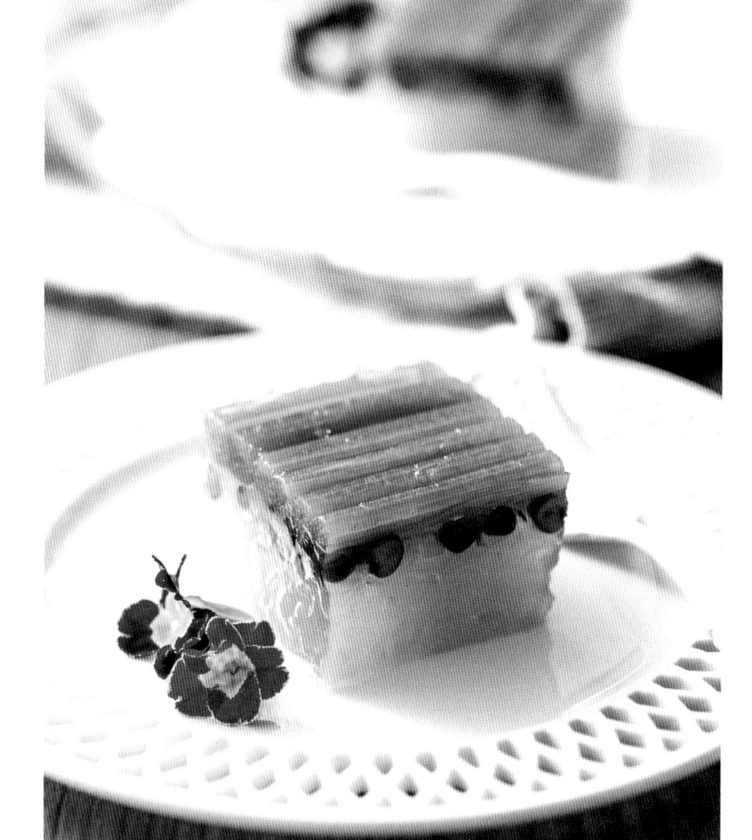

《もち粟（あわ）のティラミス風》

初夏

材料（4人分）

もち粟 … 80g

Ⓐ
- 無調整豆乳 … 180mℓ
- きび砂糖 … 40g
- 米飴 … 大さじ1
  ※メープルシロップで代用可
- 米油 … 大さじ1
- 本みりん … 小さじ1

Ⓑバニラエッセンス … 5滴

Ⓒココアパウダー … 大さじ1

作り方

①もち粟はよく洗い、30分水に浸してざるに上げる。厚手の鍋に入れ、100mℓの水でふたをして炊く（初めは強火、沸騰したら弱火で8分）。10分蒸らす。

②❶の粟、Ⓐを鍋に入れ、ひと煮立ちさせ、粗熱が取れたらⒷを加えてミキサーにかける。

③器に流して冷やし固め、仕上げにⒸを振る。

ポイント

疲れた胃腸にやさしい雑穀デザート。

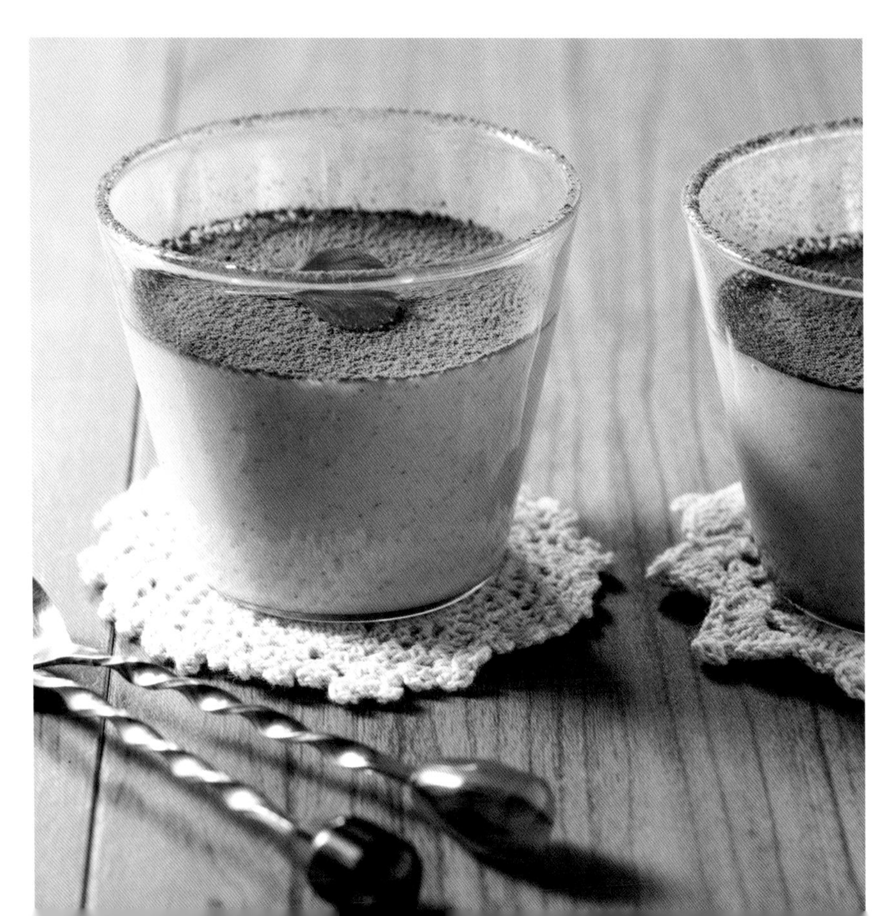

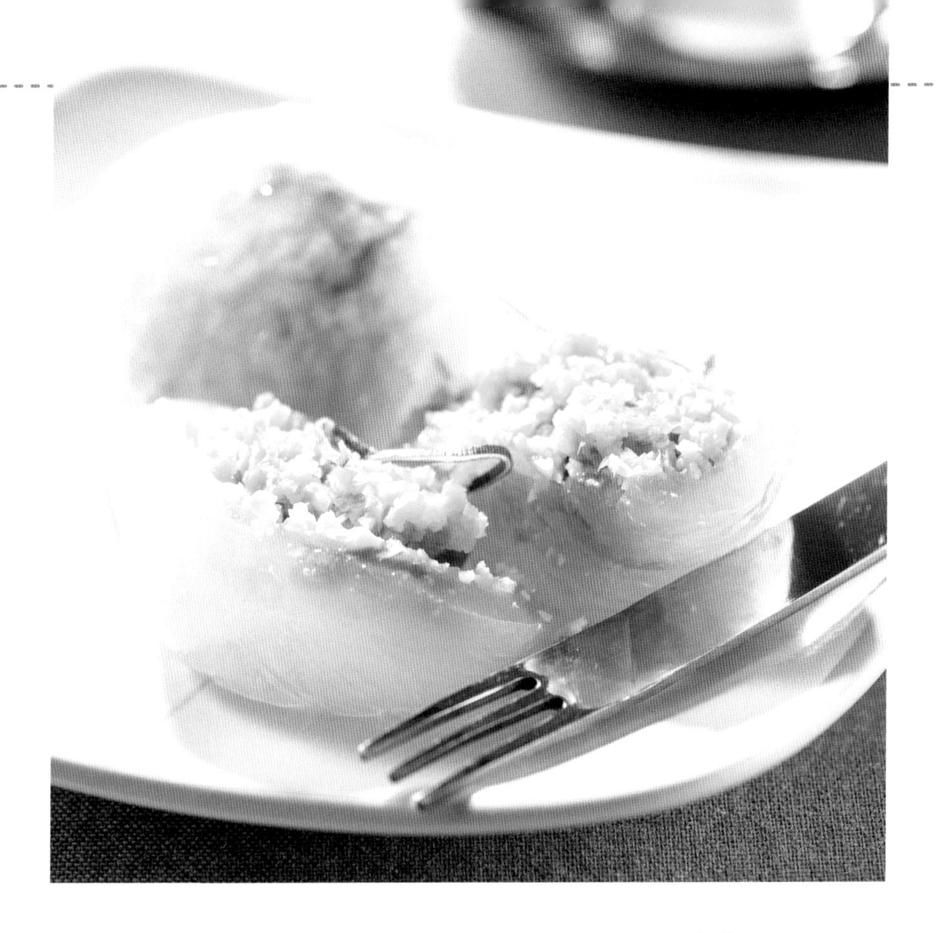

《 枝豆餡の葛玉 》

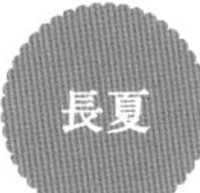

材料（4個分）

枝豆（さや付き）… 200g

Ⓐ
- てんさい糖 … 40g
- 昆布粉末　小さじ1/2
  ※細切り昆布でも可

Ⓑ
- 本葛粉 … 30g
- 水 … 250㎖
- 天日塩 … 少々

作り方

①〈餡〉 枝豆を茹で、フードプロセッサーで粗めにつぶす。鍋に枝豆、Ⓐを入れて中火にかけ、木べらでよく混ぜる。鍋ごと氷水に漬けて急冷し、4等分にして丸めておく。

②〈葛練り〉 鍋にⒷを入れ中火にかけ、とろみが付いて透明感が出るまで練り上げる。

③湯飲みなどを型にし、ラップフィルムをかけて内側を水で湿らせる。等分に分けた葛練りを入れて枝豆餡をくるみ、包み口を輪ゴムで止める。冷水に漬けて冷やし固める。

ポイント
枝豆と葛粉で夏の胃腸を強化。

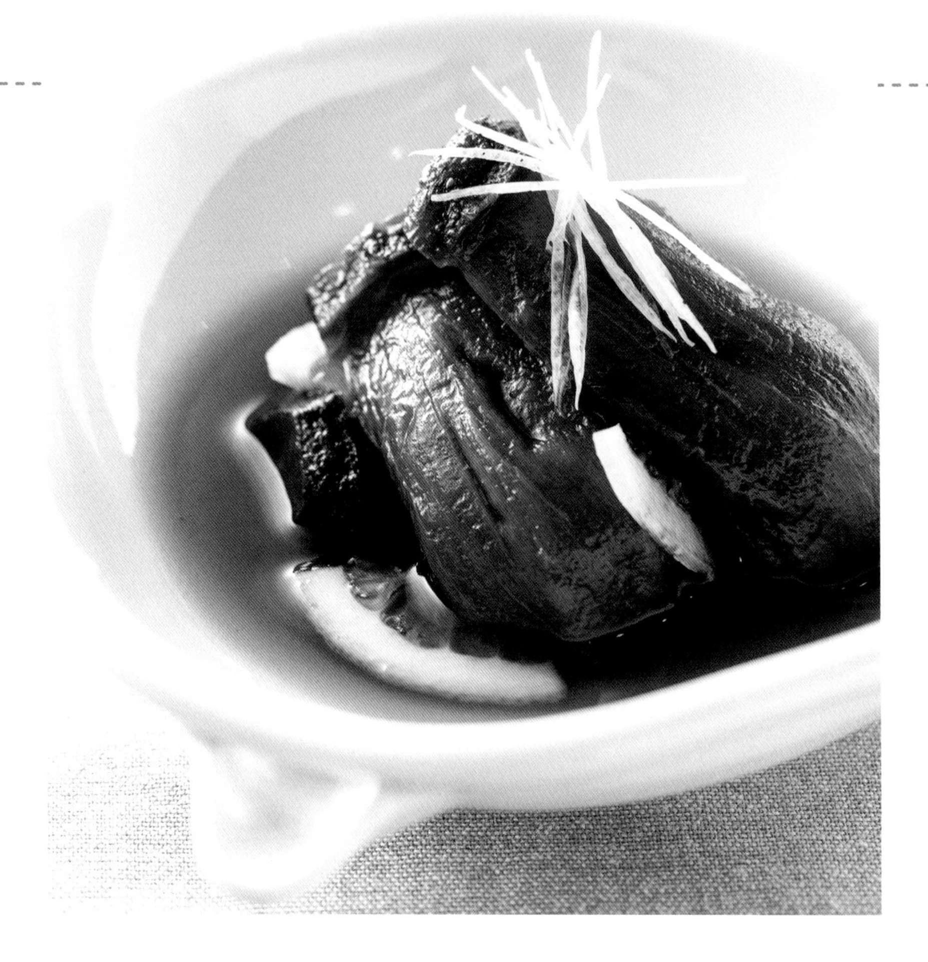

《 茄子のコンポート 》

長夏

材料（４人分）

Ⓐ
- 茄子 … ２本
- てんさい糖 … 40g
- レモン果汁 … 大さじ１強〜２
- 水 … 100mℓ
- レモングラス … １本程度

レモンスライス … 適宜

作り方

①茄子は皮を剥いて、縦半分に切る。鍋にⒶ（茄子皮も含む）を入れて火にかけ、沸騰したら中弱火にして10分煮る。

②バットに移し常温まで冷まし、冷蔵庫で一晩置く。器に盛り、レモンを添える。

ポイント

レモンの作用で茄子の色素が引き出され、爽やかな味わいにも。煮汁は、炭酸水などで割って紫色が美しい抗酸化ドリンクに。

《 梨の姿蒸し 》

秋

材料（2人分）

梨… 1個

Ⓐ
- ドライクランベリー… 20g　みじん切り
- ドライアプリコット… 2個　みじん切り
- 細切り昆布… 5g
- 生姜…10g　すりおろし

作り方

①梨はヘタから1cmくらい下を横に切る。実の芯と種の部分を小さめのスプーンでくりぬく。

②Ⓐを混ぜ合わせ、くりぬいた梨に詰める。

③切り離した梨の頭をふたにして、蒸し器に入れて中火で40分蒸す。

ポイント

梨は加熱すると、肺に作用して鎮咳去痰に効く。

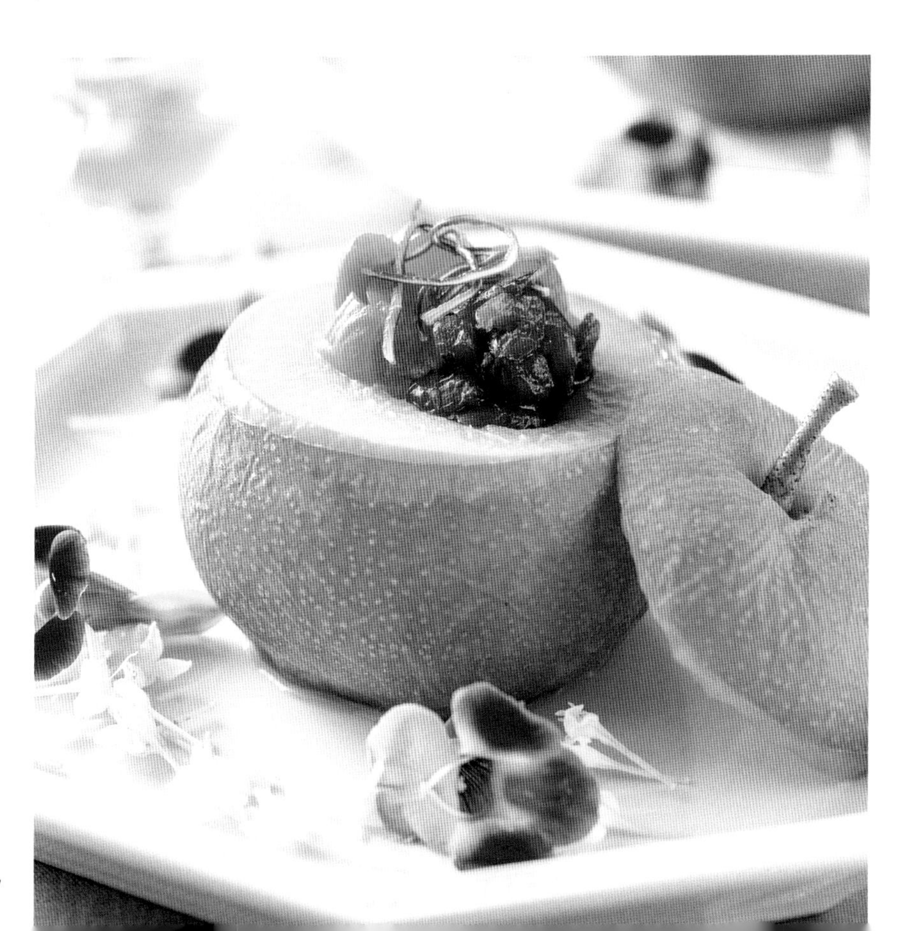

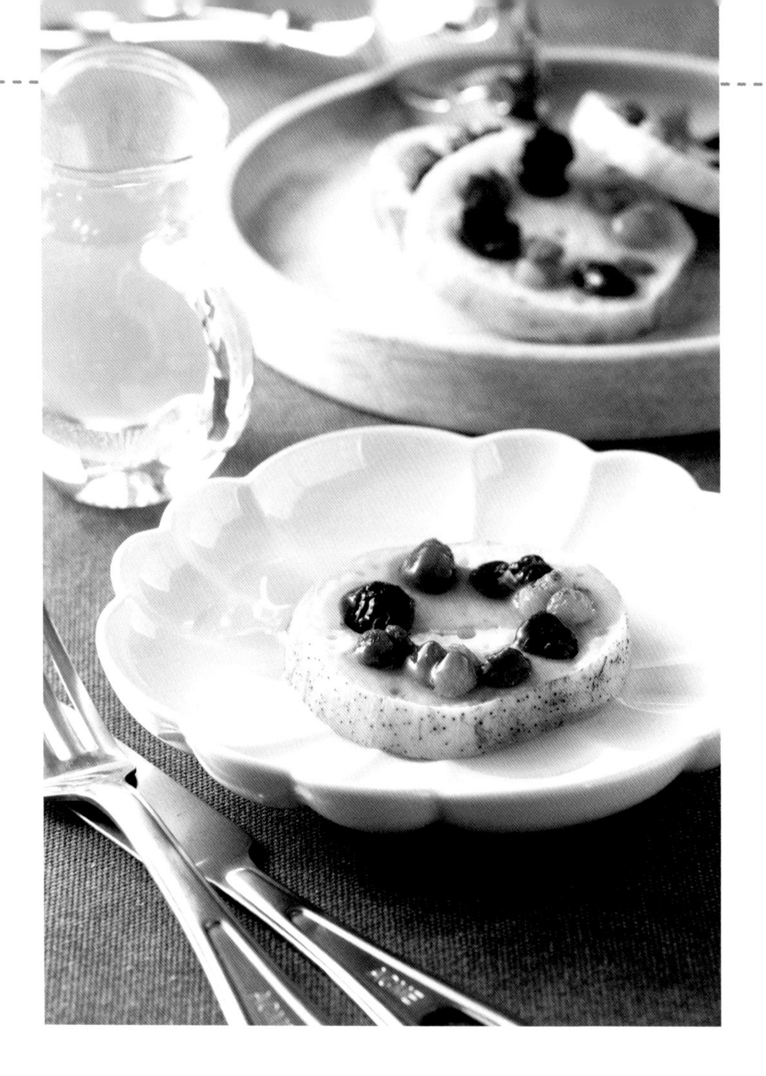

《レンコンのデザート蒸し》

秋

材料（4人分）

レンコン … 150g

Ⓐ［クコの実 … 20g
　 レーズン … 20g

白ワインビネガー … 大さじ1

てんさい糖 … 50g

本葛粉 … 大さじ1

ポイント

レンコンの皮には強力な抗酸化物質が豊富に含まれているので、剥かずに使用。

作り方

①レンコンは1cm幅の輪切りにし、全体に白ワインビネガーをまぶす。

②❶を平皿にのせ、てんさい糖20gを全体に振りかけて20分蒸す。いったん火を止め、レンコンの穴にⒶを詰め込み、10分蒸す。

③片手鍋に水200㎖、残りのてんさい糖30gを入れて火にかけ、煮立ったら同量の水で溶いた本葛粉を回し入れ、しゃもじで素早く混ぜ合わせる。

④皿に❷を盛り、❸をかける。

《 リンゴゆべし 》

秋

材料（4人分）

白玉粉…150g

Ⓐ
- リンゴ… 1個
  5mm厚さのいちょう切り
- 天日塩…少々

きび砂糖…50g

Ⓑクルミ…50g　粗切り

きな粉…大さじ2

ポイント

リンゴで消化を促す晩秋向けの餅菓子。

作り方

①鍋に300mℓの水とⒶを入れて火にかけ、沸騰したら中弱火にし、水分がなくなり柔らかくなるまで煮る。

②ボウルに白玉粉を入れ、100mℓの水を少しずつ加えて滑らかになるまで混ぜる。❶のリンゴを人肌程度に冷まして加え、よく混ぜ合わせる。

③鍋にきび砂糖、水50mℓを入れ弱火にかけ、沸いたら❷を加えて根気よく練り上げる。粘りや艶が出て均一になったらⒷを加え、よく混ぜる。

④型にクッキングシートを敷き、❸を流し入れて表面を平らに整える。

⑤❹が冷めたらきな粉をかけ、等分に切り分ける。

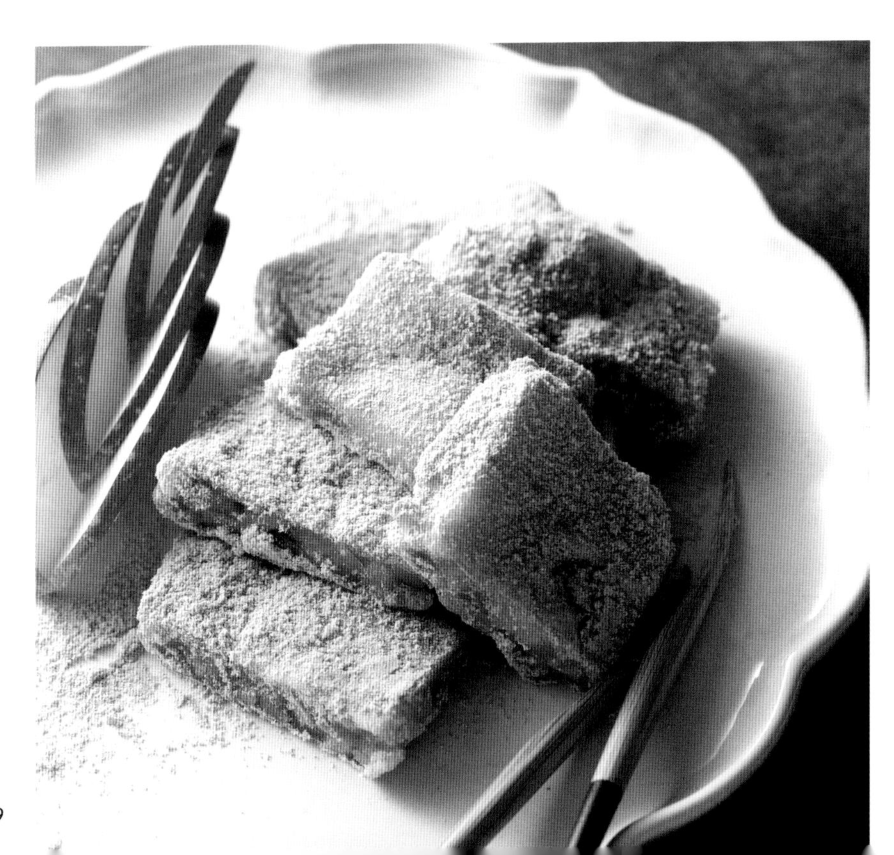

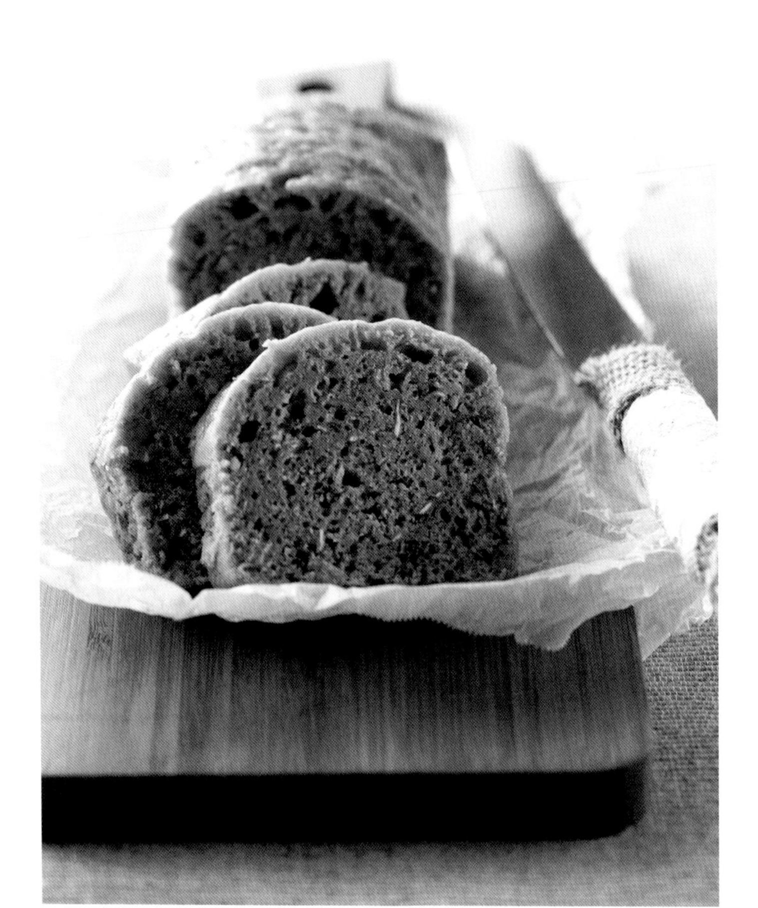

《ネギ入りマーラーカオ》

冬

材料（4人分）

- Ⓐ
  - 米粉…100g
  - ベーキングパウダー…5g
- オートミール…30g
- 無調整豆乳…50mℓ
- Ⓑ
  - ネギ…1本　小口切り
  - 溶き卵…1個
  - きび砂糖…30g
  - 米味噌…小さじ1
  - 醤油…小さじ1
  - 胡麻油…小さじ2
- 米油…小さじ2

作り方

〈下準備〉豆乳にオートミールを浸しておく（ⓐ）。

①Ⓐをふるいにかける。ⓐ、Ⓑを加え、混ぜ合わせる。

②耐熱容器の内側に米油を塗って❶を流し入れ、蒸し器で蒸す（強火で20分）。

ポイント

疲労回復に役立つビタミンB1豊富なオートミール。ネギのアリシンで吸収力アップ。

材料（16個分）

南瓜…300g

Ⓐ ┌ 米粉…大さじ3
　 └ きび砂糖…20g

ココナッツ粉…50g

作り方

①南瓜は、適当な大きさに切ってから蒸して、すりつぶす。
②❶にⒶ、ココナッツ粉の半量を加え、一口大に分けて丸める。
③残りのココナッツ粉をまぶし付け、蒸し器で7分蒸す。

ポイント
南瓜とココナッツで、身体を温めながら消化吸収力を補う。

南瓜（かぼちゃ）のココナッツ団子

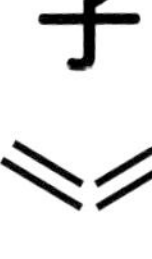

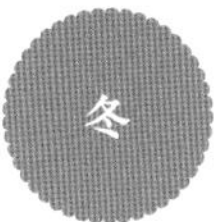

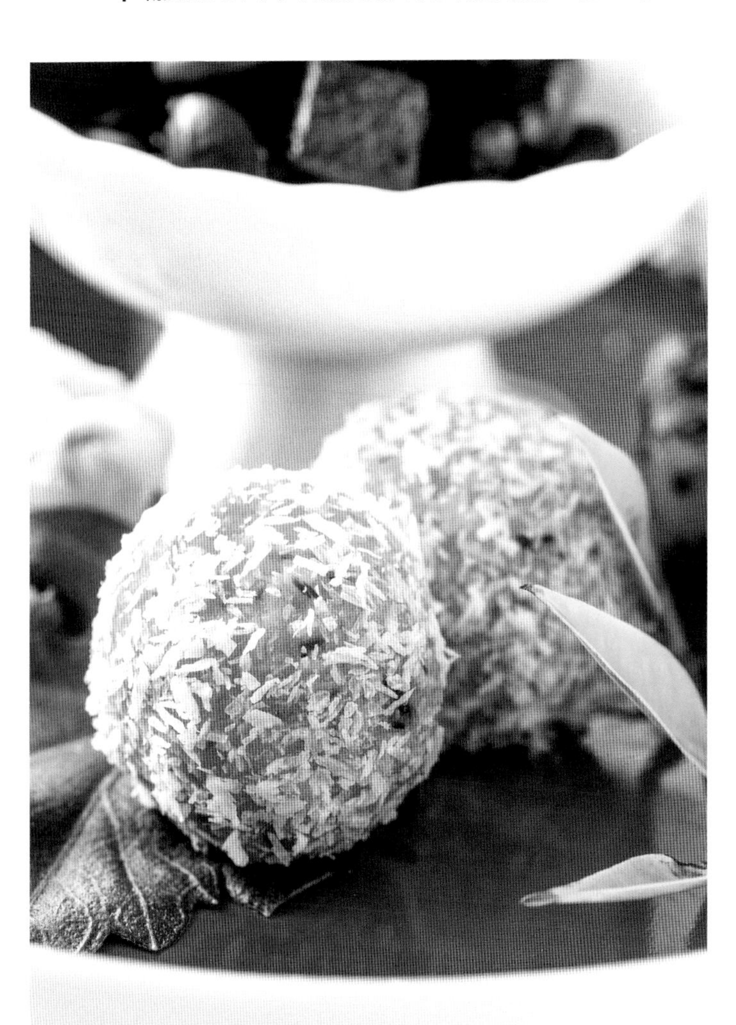

焼みかんのファーブルトン

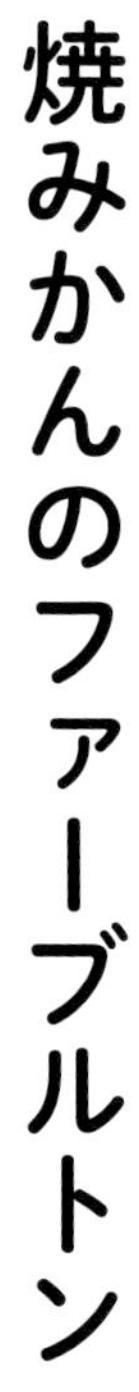

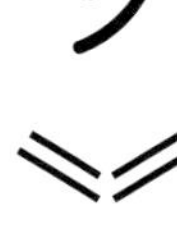

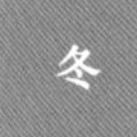

材料（直径20cm 1台分、6～8切）

みかん … 中2個
Ⓐ［米粉 … 100g　ふるう
　 本葛粉 … 大さじ1
ドライプルーン … 70g　ざく切り
てんさい糖 … 70g
卵 … 2個
無調整豆乳 … 300mℓ
米油 … 大さじ1

〈陳皮シロップ〉
陳皮（粗粉末）… 小さじ1
Ⓑ［アガベシロップ … 大さじ2
　 水 … 50mℓ

ポイント
みかんを一物全体食として丸ごと使用。陳皮シロップは、仕上げに陳皮を加えることで香りが引き立ち、氣の巡りアップに役立つ。

作り方

①みかんは皮を剝かずに直火で表面を軽く炙り、3mm厚さの輪切りにする。
②ボウルに卵を割り入れ、てんさい糖を加えて泡だて器でよく混ぜ合わせる。
③❷にⒶを加えて混ぜ、粉っぽさが消えたら豆乳を入れてよく混ぜる。
④炊飯器中釜の内側に米油を塗る。底部にプルーンを並べ、❸の液を静かに流し入れたら❶のみかんを加え、通常モードで炊く。
⑤〈陳皮シロップ〉小鍋にⒷを入れて火にかけ、とろみが出てきたら陳皮を加えてひと煮立ちさせる。冷ましてから❹に添える。

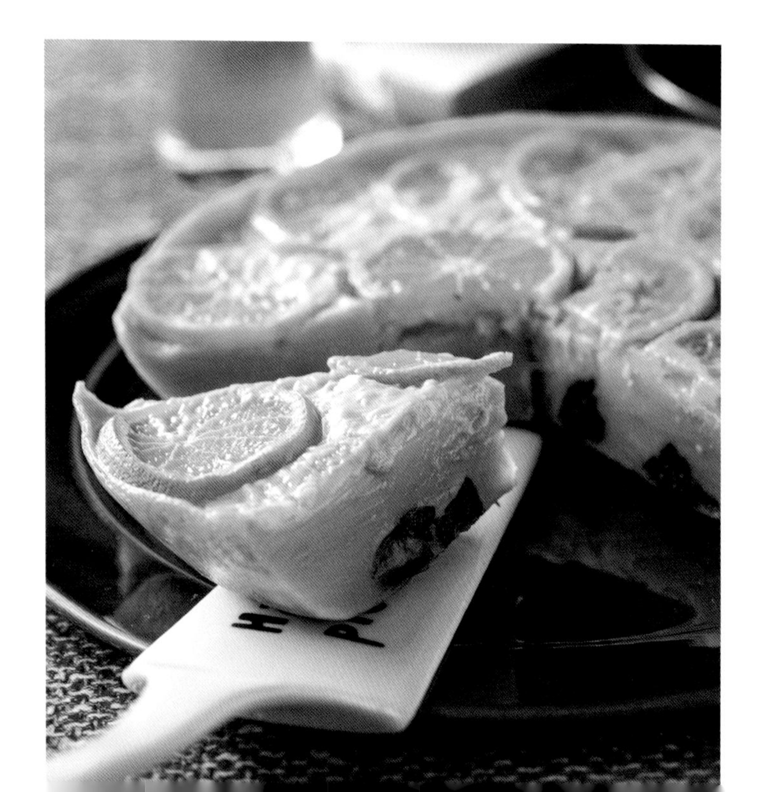

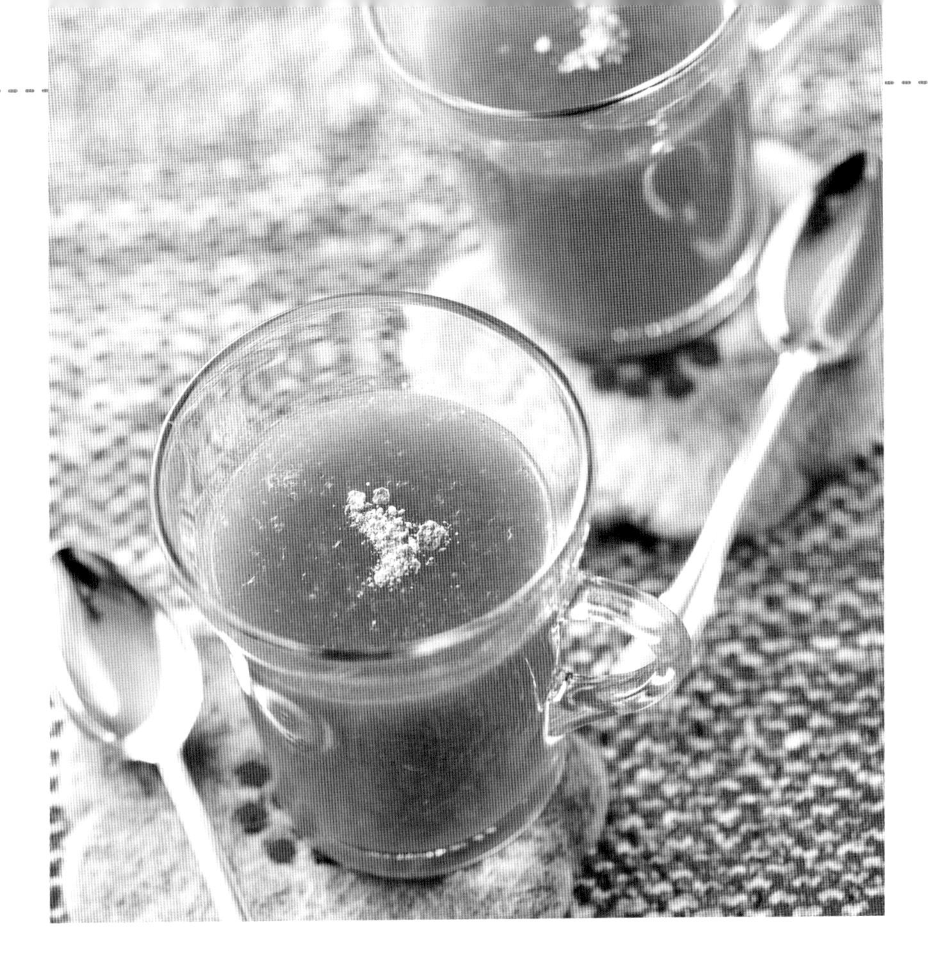

《 みかん葛湯 》 冬

材料（4人分）

みかん … 中4個

Ⓐ ┌ 本葛粉 … 大さじ2
　 └ 水 … 400㎖

Ⓑ ┌ クローブパウダー … 小さじ1/3
　 └ シナモンパウダー … 小さじ1/2

ココナッツオイル … 小さじ2

作り方

①みかんは皮を剥き、筋ごと実をミキサーにかける。

②鍋にⒶを入れて溶き合わせ、❶、Ⓑを加えて火にかける。混ぜながら中火で加熱し、透明感が出てふつふつとしてきたら火を止め、ココナッツオイルを加える。

ポイント

クローブやシナモン等のスパイスで、氣血の巡りを穏やかに促進。抵抗力向上効果のみかんの色素成分は脂溶性、ココナッツオイルで引き出す。

使用食材効能一覧

【食材名】五味―五性―帰経／効能の順番で記しています。
※帰経…食材が作用する臓腑を示したもの。

穀類

【うるち米】甘　平　脾胃／補氣、健脾胃
【オートミール】甘　平　脾胃／健脾胃、活腸
【大麦】甘鹹　涼　脾胃／健脾胃、清熱、利尿
【ソバの実】甘　涼　脾胃大腸／整腸通便、下氣、清熱、抗酸化
【はと麦】甘　微寒　肺腎脾胃／除湿利尿、排膿、補肺、健脾胃、美肌
【トウモロコシ】甘　平　脾胃大腸／健脾胃、利尿、除湿
【もち粟】甘鹹　涼　脾胃腎／健脾胃、清熱、利尿
【もちキビ】甘　平　脾肺／健脾胃、補肺(鎮咳去痰、美肌)
【もち米】甘　温　脾胃肺／補肺、補氣
【もち麦】甘　平　脾胃／健脾胃、整腸

豆類、豆製品

【小豆】甘酸　微温　心小腸／清熱、利尿、活血、解毒、健脾胃
【枝豆】甘　涼　脾胃大腸／健脾胃、補肝、美肌、活腸
【きな粉(大豆)】甘　平　脾胃大腸／健脾胃、抗酸化
【黒豆】甘　平　脾肝腎／肝腎強化、利尿、解毒、潤腸、補血
【白インゲン豆】甘　温　脾腎／補腎利尿
【高野豆腐】甘　平　脾胃大腸／健脾胃、活腸
【豆乳】甘　平　肺脾大腸／肺熱を冷ます
【豆腐】甘　涼　脾胃大腸／健胃、体内水分滋養

野菜類

【青ジソ】辛　温　脾肺／行氣、健脾胃、消化不良改善
【カイワレ大根】辛甘　涼　肺胃／消化促進、疲労回復
【蕪】甘辛苦　温　脾胃肺／温胃、消化促進、利五臓
【かんぴょう】甘　平　心肝膀胱／利尿、整腸、補腎
【南瓜】甘　温　脾胃大腸／健脾胃、脾胃を温める
【胡瓜】甘　涼　胃小腸／清熱、利尿
【切り干し大根】甘苦　平　肺胃／清熱、解毒(特に停滞脂肪)、整腸
【空心菜】甘　涼　脾腎／清熱　解毒、利尿
【ごぼう】苦辛甘　涼　肝肺大腸／清熱、整腸
【小松菜】甘　平　肝脾胃／健脾胃、解毒、消腫
【こんにゃく】甘辛　温／補脾、清熱解毒、活腸
【サツマ芋】甘　平　腎脾／補氣、潤腸、解毒利尿
【里芋】甘辛　平　脾胃／健脾胃、解毒消腫
【生姜(生)】辛　涼　脾胃肺／発汗、解毒、解熱、むくみ解消、抗菌
【乾姜】辛　熱　脾胃肺／温脾胃、血行促進、散寒、鎮痛、咳止め
【本葛】甘辛　平　脾胃／健脾胃、消化の助け、体内水分滋養
【ズッキーニ】甘　平　胃肺／健脾胃、清熱、止渇、むくみ解消、鎮咳

【スナップエンドウ】 甘 平 脾胃／健脾胃、抗炎症
【大根菜】 苦辛 温 肝脾肺／健脾胃、新陳代謝促進、抗酸化
【玉ネギ】 甘辛 温 肺肝胃／血行促進、行氣
【トマト】 甘酸 微寒 脾胃肝／清熱、体内水分滋養、消化促進
【唐辛子】 辛 熱 心脾胃／冷え改善 ＊胃腸炎や痔疾の人は禁忌
【長芋】 甘 平 脾肺腎／補氣、補肺、健脾胃、潤肺
【茄子】 甘 微寒 脾胃大腸／清熱利尿、除湿、瘀血を除く
【ニラ】 辛甘 温 肝腎胃／補陽、健脾胃、血行促進、補腎
【人参】 甘辛 平 脾胃肝／健脾、消化促進、潤腸通便、補血
【ニンニク】 辛 温 脾胃肺腎／血行促進、疲労回復 ＊胃虚弱者の多食禁忌
【ネギ（白）】 辛 温 肺胃／解毒、疲労回復、去痰、抗炎症、消化促進
【ネギ（緑）】 辛 温 肺胃／解毒、抗酸化
【白菜】 甘 平 脾胃大腸／健脾胃、利尿、通便
【パセリ】 辛 温 肝脾肺／消化促進、補血
【パプリカ】 甘辛苦 平 肝腎心／行氣、補肝、抗酸化
【ピーマン】 甘辛苦 平 肝腎心／行氣、血行促進
【ミョウガ】 辛 温 肺大腸膀胱／発汗、冷え改善
【レンコン（生）】 甘 寒 心脾肺／清熱、止渇、健脾胃、鎮咳去痰
【レンコン（加熱）】 甘 温 腎脾胃／健脾胃、補血、美肌

山菜、薬草類 香草類

【ウド】 苦辛 温 肝腎／解毒、関節痛の緩和
【ウルイ】 苦 涼 肝大腸／解毒、美肌、整腸
【オレガノ】 苦 涼 肺大腸／行氣、清熱、除湿、健胃整腸
【柿葉】 苦 涼 肝大腸／美肌、清熱、利尿
【菊花】 辛甘苦 微寒 肺肝／清熱、抗炎症、平肝明目
【桑葉】 苦甘 微寒 肺肝／肝熱を冷ます、血糖値上昇抑制
【こごみ】 苦甘 寒 肺大腸／解毒、通便、皮膚粘膜強化、抗酸化
【タイム】 苦 平 脾胃大腸／行氣、除湿、腹部膨満の緩和、鎮咳
【筍】 甘苦 寒 胃大腸／清熱、行氣、去痰
【タラゴン】 甘苦 涼 脾胃／利尿、消化促進、鎮痛
【杜仲葉】 甘苦辛 温 肝腎／補肝腎、筋骨強化、滋養強壮
【蓮の葉】 苦甘 平 脾胃腎／清熱、除湿、むくみ解消
【蕗】 苦 温 心肺／鎮咳去痰、血行促進、血液浄化、解毒
【焙じ茶（三年熟成番茶）】 苦 温 心肺／消化促進、抗酸化
【紅花】 辛 温 肝心／血行促進、血液浄化 ＊妊娠中は禁忌
【ミント】 辛甘 涼 肺肝／清熱、鎮静
【蓬】 苦辛 温 肝腎脾／除湿、冷え改善、補血、止血
【レモングラス】 甘苦酸 温 脾胃心／発汗、氣血を流す、精神安定
【ローリエ】 甘苦 温 脾胃肝腎／消化促進、健胃、補肝腎

果実類 種実類

【アーモンド】 甘 平 肺腎／潤肺、鎮咳去痰、血行促進、抗酸化
【アプリコット】 甘酸 温 肺大腸／潤肺、鎮咳去痰、体内水分滋養
【苺】 甘酸 寒 肝胃肺／体内水分滋養、清熱利尿
【無花果】 甘 平 脾胃肺大腸／潤肺、鎮咳、通便

【梅】 酸 平 肝肺脾大腸／肝機能向上、体内水分滋養、鎮咳去痰
【柿】 甘渋 寒 心肺大腸／潤肺、清熱、体内水分滋養、酒毒を解く
【南瓜の種】 甘 平 脾胃肺／潤肺、抗酸化
【銀杏】 甘苦渋 平 肺腎／潤肺、鎮咳去痰 ＊多食不可
【クコの実】 甘 平 肝腎肺／補肝腎、滋養強壮、明目
【クランベリー】 甘酸 平 心腎膀胱／血行促進、抗酸化
【黒オリーブ】 甘酸 平 肺大腸／潤肺、解毒、活腸
【クルミ】 甘 温 腎肺大腸／補腎、潤腸、疲労回復、潤肺
【栗】 甘 温 脾胃腎／健脾胃、補腎、筋骨強化、健脳
【黒胡麻】 甘 平 肝腎／補氣血、肝腎強化、潤腸
【ココア】 苦 温 心肺大腸／強壮、利尿
【白胡麻】 甘 平 脾肺大腸／潤腸、清熱、止渇、美肌
【西瓜】 甘 寒 心胃腎膀胱／清熱、利尿
【スダチ】 甘酸 平 脾肺胃／健脾胃、行氣、止渇、潤肺
【陳皮】 苦辛 温 脾肺／行氣、健脾、むくみ解消
【デーツ】 甘 温 脾胃／補氣血
【梨】 甘微酸 涼 肺胃／清熱、鎮咳去痰、体内水分滋養、潤肺
【ナツメ】 甘酸 温 脾胃心肺／養血、精神安定、健脾胃、体内水分滋養
【蓮の実】 甘 平 心脾腎／健脾、補腎、精神安定
【ハッサク】 甘酸 涼 脾大腸／清熱、体内水分滋養
【プルーン】 甘酸 平 脾腎大腸／補血、むくみ解消、整腸
【松の実】 甘 温 肝肺大腸／潤肺、潤腸
【みかん】 甘酸 微温 肺脾／潤肺、行氣、消化促進

【メロン】 甘 寒 脾胃大腸／清熱、利尿
【リンゴ】 甘酸 平 脾肺肝腎／清熱、潤肺、潤腸
【レーズン】 甘酸 平 脾肺腎／補氣血、むくみ解消、健脾
【レモン】 甘酸 平 肺胃／体内水分滋養、行氣

肉類

【鶏肉】 甘 温 脾胃／補氣血、補腎
【豚肉】 甘鹹 平 脾胃腎／補氣血、体内水分滋養、補腎
【鶏卵】 甘 平 肝心脾肺腎／補氣血、利五臓
【チーズ】 甘酸 平 肝脾肺／潤肺、潤腸

魚介類

【アンチョビ】 鹹甘 温 肝心脾胃／補氣、整腸、健脳
【イカ】 鹹甘酸 平 肝腎／疲労回復、補肝腎、補血
【エビ】 甘鹹 温 腎／補氣、補腎、補陽、食欲増進
【カキ】 鹹甘 平 肝腎／補肝腎、補血、美肌
【鰹】 甘 平 脾腎／疲労回復、補腎、補氣血
【鮭】 甘 温 脾胃／健脾胃、補氣血、活腸
【鱈】 甘 平 肝腎脾／補氣血、血行促進、整腸
【ちりめんじゃこ】 鹹甘 温 脾胃腎／疲労回復、補氣、血行促進
【トビウオ】 甘 平 脾胃／補氣血
【帆立貝柱】 甘鹹 平 肝腎脾胃／体内水分滋養、疲労回復、健脾胃、補肝腎、利尿

海藻類

【あおさのり】甘鹹　寒　肺腎／清熱利尿、去痰
【寒天（テングサ）】甘鹹　腎／整腸、補腎利尿
【昆布】鹹　寒　肝腎脾／補腎利尿、しこりを解く、血液浄化
【フノリ】鹹　寒　肺腎／補腎利尿、整腸
【もずく】鹹　涼　肺腎／血液浄化、血管強化

茸類

【エノキダケ】甘　平　脾胃／健脾胃、解毒、整腸
【エリンギ】甘　平　心脾胃／整腸、除湿、関節痛の緩和
【黒木耳】甘　平　肝腎胃大腸／補血、潤肺、補腎、活腸
【椎茸】甘　平　肝胃／健脾胃、補氣
【シメジ】甘　涼　肺腎／通便、補血
【白木耳】甘　平　肺腎胃／潤肺、美肌、体内水分滋養、活血
【舞茸】甘　微温　脾／血糖値上昇抑制、腸内浄化
【マッシュルーム】甘　温　脾胃肺大腸腎／血行促進、補腎

調味料類

【赤梅酢】鹹酸　平　肝腎／血行促進、血液浄化、抗菌、抗酸化
【赤ワイン】酸甘辛渋　温　肝心脾／血行促進、行氣、抗酸化
【オリーブオイル】甘　平　肺大腸／潤腸、健脾胃
【きび砂糖】甘　涼　脾／補氣
【黒酢】酸　温　肝胃／血行促進、血液浄化、補肝、新陳代謝促進
【黒胡椒】辛　熱　胃大腸／脾胃を温める、解毒、消痰
【ココナッツオイル】甘　温　心腎／血行促進、補氣、筋骨強化
【胡麻油】甘　涼　肝大腸／清熱、通便
【米味噌】鹹　温　脾胃肝腎／清熱解毒、抗炎症、整腸、氣血の巡りを高める
【米油】甘　平　脾胃／補氣、潤腸
【塩】鹹　寒　胃腎大腸小腸／清熱、解毒
【純米酒】辛　甘苦　温　肝肺胃／血行促進、行氣
【酢】酸苦　温　肝胃／血流促進、血液浄化
【醤油】鹹　寒　脾胃腎／清熱、解毒、健脾胃、消化促進
【白ワイン】辛酸甘　温　肝心脾肺／血行促進、行氣、抗酸化
【てんさい糖】甘　温　脾／補氣
【蜂蜜】甘　平　肺大腸脾胃／潤肺、潤腸、美肌

香辛料

【カルダモン】甘酸苦　温　肝脾胃肺大腸／健脾胃、整腸、発汗、除湿、行氣　＊妊娠中、授乳中、肝機能障害の人は摂り過ぎ注意
【クミン】苦辛　温　肝脾胃／行氣、冷え改善
【クローブ】辛　温　脾胃腎／温腎、食欲増進
【山椒】辛　温　肝脾／冷え改善
【シナモン】甘辛　熱　脾胃肝腎／冷え改善、解毒
【ナツメグ】甘苦　温　脾胃大腸／健胃整腸、行氣
【八角】辛　温　肝腎脾胃／冷え改善、行氣、健胃

【著者紹介】

髙津 もろみ

1970年、新潟市生まれ。国際食養薬膳師、一般社団法人新潟国際食養薬膳協会代表理事、オミックス医療カウンセラー。「食守の店 髙津」代表、髙津薬膳教室主宰。新潟日報カルチャースクール講師も務める。「良い料(かて)を正しい理(ことわり)で」をモットーに、自然栽培農産物や天然醸造調味料など良質な食材の普及と、身体に適合した食べ方の指南に努める。

新潟国際食養薬膳協会ホームページ
https://www.niigata-yakuzen.com/

撮影＆スタイリング／松永 由佳
編集協力／石坂 智恵美
デザイン／梨本 優子

五季(ごき)の薬膳(やくぜん)テーブル　健(すこ)やかレシピ80

2024(令和6)年6月30日　初版第1刷発行

著　　者　髙津 もろみ
発 行 者　中川 史隆
発 行 所　新潟日報メディアネット
【出版グループ】
〒950-1125　新潟市西区流通3-1-1
TEL.025-383-8020　FAX.025-383-8028
https://www.niigata-mn.co.jp
印刷・製本　株式会社DI Palette

定価はカバーに表示してあります。
落丁・乱丁本は送料小社負担にてお取り替えいたします。
ISBN978-4-86132-858-9